イチから
わかる!

フレイル・介護予防Q&A

山田　実 著

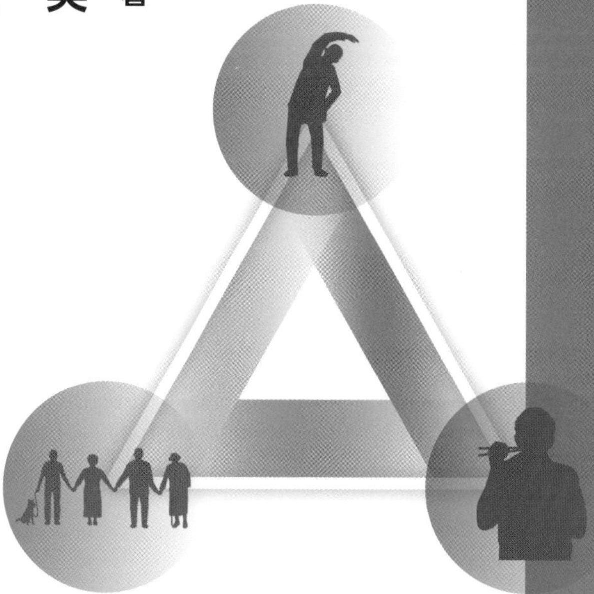

医歯薬出版株式会社

This book is originally published in Japanese
under the title of :

ICHI KARA WAKARU!
FUREIRU・KAIGOYOBOU Q&A

(Knowledge from one of Preventing
Frailty and Nursing Care Q&A)

Editor：
YAMADA, Minoru
Professor,
Graduate School of Comprehensive Human Sciences,
University of Tsukuba

ISHIYAKU PUBLISHERS, INC.
7-10, Honkomagome 1 chome, Bunkyo-ku,
Tokyo 113-8612, Japan

序

世界随一の長寿国といえるわが国において，フレイル対策・介護予防は不可欠な要素です．日本で「介護予防」が公的な事業として導入されるようになったのは 2006 年，「フレイル」という用語が誕生したのは 2014 年と，いずれもまだ浅い歴史しかありません．それでもこの間，様々な関連領域の方（行政関係者，学術関係者，各専門職など）の尽力により，現在のような体系的な形へと進化を遂げてきました．そして，いまだ発展途上の段階ではありますが，これまでの経験を整理し，次のフェーズへとつないでいく時期にさしかかりました．

本書では，フレイル対策・介護予防に対する現場の声と科学の情報を融合した内容にしました．フレイルは有害健康転帰を招きやすいハイリスクな状態ですが，適切な介入によって維持・改善を期待できる状態でもあります．このようなフレイルの特性を多面的に理解し，対策へとつなげていくことが求められます．そこで，フレイル対策・介護予防に必要と思われる 50 の項目を Q&A 形式で整理しました．「50 の Q」は，常に最前線の現場で，フレイル対策・介護予防と向き合い実践されている方々の声を形にしたものです．そして，その声に答えるべく，科学的根拠に基づく情報を整理したものが「50 の A」になります．

また，「必要な情報へすぐにアクセス」「短時間で情報把握」「忘れた頃に再確認」という現場で求められる要素の解決を目指しました．見開きページで完結，関連する Q を記載，さらに多くの図を準備するなど，必要な情報を直感的に理解でき，印象に残るような構成に仕上げています．ふとした際に，「この本の，ここの部分に書いてあったよね」と振り返っていただければと思います．

本書でまとめた情報は，いずれも発展途上段階で日進月歩なものです．新たなフェーズへと入っていくフレイル対策・介護予防の分野において，これらの情報は日々更新され書き換えられていくと思いますし，そうあるべきとも思います．本書が現場で活躍される皆様の業務に少しでも貢献し，対象となる高齢者の健康寿命の延伸に寄与できる，そのような存在になれば幸いです．

2021 年 11 月

筑波大学人間系
山田　実

イチからわかる！
フレイル・介護予防 Q&A

Ⅰ. フレイル・介護予防の概念的特徴

Ⅱ. フレイル・介護予防の判定と評価

Ⅲ. フレイル対策・介護予防の実際

【生活習慣への取り組み】

一言メモ

Ⅰ. フレイル・介護予防の概念的特徴

Q1

フレイルとは何ですか？

フレイルとは，2014 年に日本老年医学会が提唱した用語で，「加齢に伴い生理的予備能が減少し様々なストレスに対する脆弱性が亢進した状態（≒ **要介護の前段階**）」を指します．英語圏で frailty（フレイルティ）と呼ばれていたものを日本人にも馴染みやすいようにとカタカナ 4 文字で表現したものになります．frailty に該当する日本語訳は「虚弱・老衰」という言葉になります．英語圏で用いられている frailty には可逆的な要素が含まれますが，虚弱・老衰は不可逆的なイメージが定着しており，両者のニュアンスにはズレがありました．そこで，frailty のもつ本来の意味を日本人にも周知することを目的に，日本老年医学会がフレイルという用語を提唱しました．

フレイルには，身体的《➡ Q11》，心理・精神的《➡ Q12》，それに社会的《➡ Q13》な側面があります【図 1】．これらの側面は，それぞれ独立した異なる要素ですが，互いに関連し合いながら，要介護化を促進します．たとえば，**身体的フレイル**によって移動能力が低下したようなケースでは，閉じこもり傾向が強まり（**社会的フレイル**），この身体的不活動により認知・精神機能の低下を引き起こし（**心理・精神的フレイル**），要介護状態に至るという経過を辿ることがあります．このような負の循環を断ち切るために

図 1　フレイルの多面性

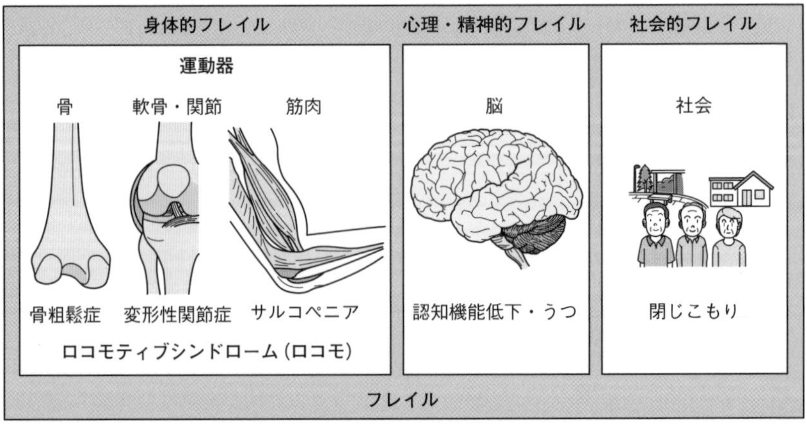

図2　フレイルの可逆性

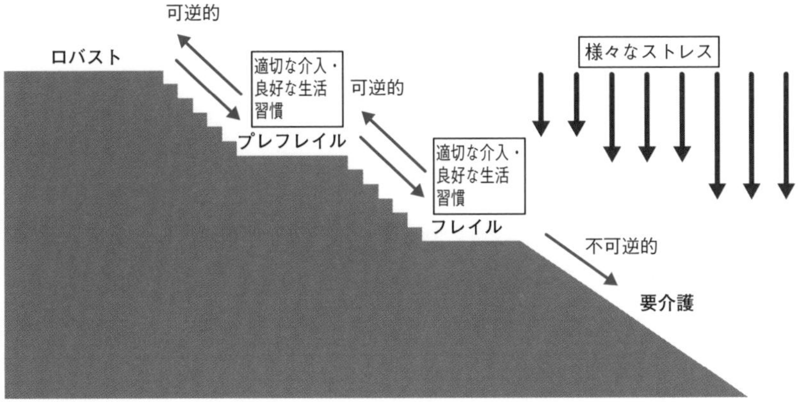

何も対策をしないと要介護へ進みやすいのに対し，適切な介入や良好な生活習慣により改善が期待できる．

は，まさに各専門職の方がそれぞれの専門性を発揮し，適切な**連携**（フレイル対策・介護予防）を行うことが求められます．

また，フレイルには可逆性があります**【図2】**．これは，何らかの疾病罹患が原因となり要介護状態に至るという**疾病モデル**にはない，**フレイルモデル**の特徴とされています．確かに，フレイルは要介護の状態へ進展する可能性が高いことが知られています《➡ Q9》が，一方通行で状態の悪化を来すのではなく，適切な介入の実施や良好な生活習慣を有することで《➡ Q10》，プレフレイルやロバスト《➡ Q2》という健常な状態へと改善することが期待できます[1,2]．

参考文献

1) Pollack LR, Litwack-Harrison S, et al：Patterns and Predictors of Frailty Transitions in Older Men：The Osteoporotic Fractures in Men Study. J Am Geriatr Soc, 65 (11)：2473–2479, 2017.
2) Trevisan C, Veronese N, et al：Factors Influencing Transitions Between Frailty States in Elderly Adults：The Progetto Veneto Anziani Longitudinal Study. J Am Geriatr Soc, 65 (1)：179–184, 2017.

A

フレイルとは，2014年に日本老年医学会が提唱した用語で，「加齢に伴い生理的予備能が減少し，様々なストレスに対する脆弱性が亢進した状態」，つまり要介護の前段階を指します．フレイルには，身体的，心理・精神的，それに社会的側面という多面性と，健常な状態へと回復できる可逆性があることが特徴です．

Q2 フレイルの前段階のことを何といいますか？

フレイル《➡ Q1》の前段階の状態を**プレフレイル**，さらにその手前の状態を**ロバスト**といいます【図 1】．日本語でプレフレイルはフレイル予備軍，ロバストは剛健となりますが，フレイルと揃えてカタカナのままで表現されることが一般的です．フレイルでも要介護の前段階を指すため，プレフレイルの方の機能レベルはあまり問題のない状態（生活に支障を来すような状態ではない）と考えて差し支えないです．なお，ロバストの方になると機能だけでなく生活習慣も含めて良好といえます．

図 1　高齢者の機能レベルとその表現

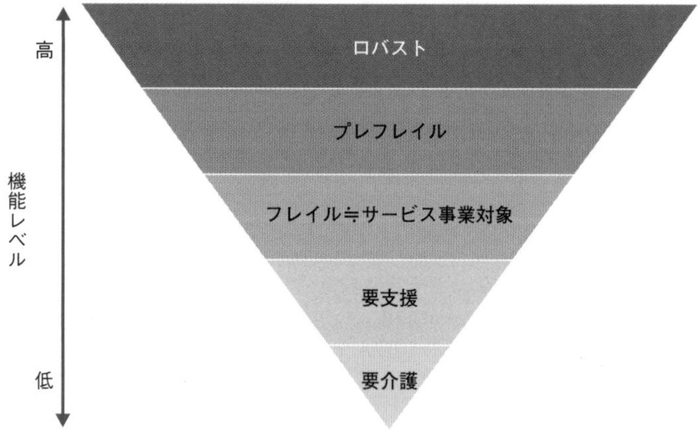

一言メモ　有害健康転帰

有害健康転帰とは，英語で adverse health outcomes といわれるもので，転倒，入院，要介護，死亡などを呈することを指します．フレイルの長期的な影響，各生活習慣の影響を検討する際など，観察研究などで用いられることが多くあります．

図 2　フレイルカテゴリと有害健康転帰の発生割合（%）

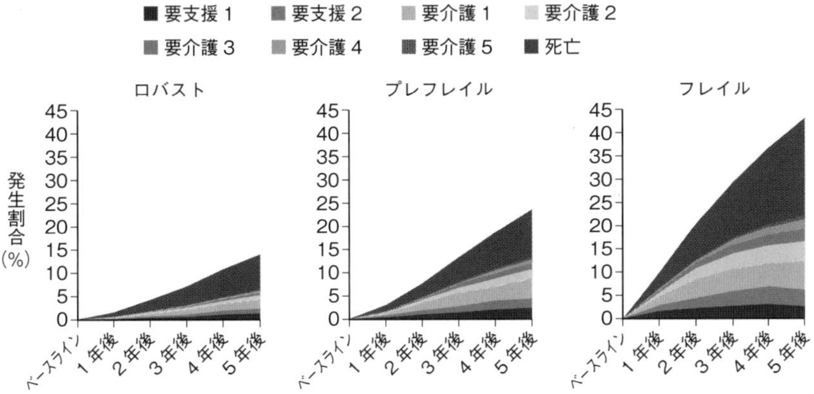

ではなぜ，プレフレイルという定義が重視されるのでしょうか．その大きな理由として，いくつかあるフレイル判定基準の多くで《➡ Q11, 13》，フレイルのみを定義しているのではなく，プレフレイルやロバストを明確に定義している点があげられます．さらに，多くのコホート研究により[1-3]，様々な**有害健康転帰**の発生割合が，ロバスト，プレフレイル，フレイルの順に高まることが示されています【図 2】．つまり，フレイルほどではないですが，プレフレイルは，現時点の機能レベルでほぼ問題のないレベルであっても，数年後には状態の悪化を来しやすい状態といえます．

参考文献

1) Fried LP, Tangen CM, et al：Frailty in older adults：evidence for a phenotype. J Gerontol A Biol Sci Med Sci, 56 (3)：M146–156, 2001.
2) Yamada M, Arai H：Predictive Value of Frailty Scores for Healthy Life Expectancy in Community-Dwelling Older Japanese Adults. J Am Med Dir Assoc, 16 (11)：1002. e7–11, 2015.
3) Zaslavsky O, Zelber-Sagi S, et al：Comparison of Frailty Phenotypes for Prediction of Mortality, Incident Falls, and Hip Fracture in Older Women. J Am Geriatr Soc, 64 (9)：1858–1862, 2016.

A

フレイルの前段階の状態をプレフレイル，さらにその手前の状態のことをロバストといいます．転倒，入院，要介護，死亡などの有害健康転帰の発生割合はロバスト，プレフレイル，フレイルの順に高まるため，フレイルだけでなくプレフレイルの対策も重要となります．

Q3 フレイルとサルコペニアは同義ですか？

混合して用いられることが多いですが，**フレイル**と**サルコペニア**は異なる概念です．両者ともに同時期に類似した概念として広まり，並列で表記されることが多いため，同義と捉えられることも多いですが，それぞれ独立した概念を有しています．フレイルには身体的《➡ Q11》，心理・精神的《➡ Q12》，それに社会的《➡ Q13》といった多面的要素がありますが《➡ Q1》，サルコペニアは**骨格筋**の機能低下という要素しか有していません．そのため，サルコペニアの位置付けとしては，身体的フレイル（≒ロコモティブシンドローム）の構成要素の一つということになります《➡ Q1》．

ではなぜ，サルコペニアとフレイルが並列で扱われることが多いのでしょうか．フレイルの代表的な判定基準の一つに CHS 基準があります《➡ Q11》．これは身体的フレイルの判定基準として知られており，国内外で最も広く活用されている基準です．身体的フレイルはフレイルの中核をなす要素であることから，この CHS 基準も“身体的フレイルの基準”というよりも“フレイルの基準”として広まっています．そして，この CHS 基準に含まれる体重減少（≒骨格筋量減少），握力低下，歩行速度低下は，サルコペニアと重複することから，サルコペニア≒フレイルと扱われるようになりました．

サルコペニアの詳細については他書[1)]に譲りますが，ここでは簡単にサルコペニアの解説を加えておきます．サルコペニアは，1989 年に加齢に伴う骨格筋量減少を意味する用語として誕生した造語[2)]です【図 1】．今では骨格筋量減少と筋力低下の両者を有する場合に，サルコペニアと定義されることが一般的となっています[3, 4)]．サルコペニアの有病率は高く[5, 6)]，また**有害健康転帰**の発生に強く影響することから注目されるようになりました[7)]．あくまで骨格筋の機能低下を示す病態であることから，運動（特に**レジスタンス運動**）や栄養（特に**たんぱく質の摂取**）がその対策として重視されています[8, 9)]．

図1　大腿部断面のイメージ；健常者とサルコペニア

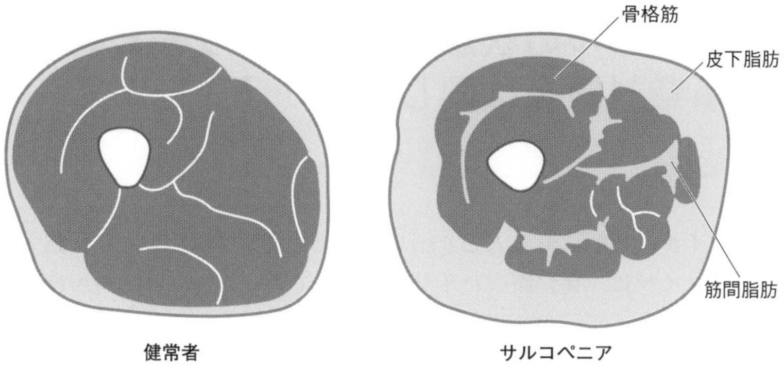

サルコペニアでは骨格筋が小さく，皮下脂肪や筋間脂肪が増えている．

参考文献

1) 山田実：イチからわかる！サルコペニアQ&A，医歯薬出版，2019.
2) Rosenberg I：Summary comments：epidemiological and methodological problems in determining nutritional status of older persons. Am J Clin Nutr, 50：1231-1233, 1989.
3) Cruz-Jentoft AJ, Bahat G, et al：Sarcopenia：revised European consensus on definition and diagnosis. Age Ageing, 48 (1)：16-31, 2019.
4) Chen LK, Woo J, et al：Asian Working Group for Sarcopenia：2019 Consensus Update on Sarcopenia Diagnosis and Treatment. J Am Med Dir Assoc, 21 (3)：300-307, 2020.
5) Kim H, Hirano H, et al：Sarcopenia：Prevalence and associated factors based on different suggested definitions in community-dwelling older adults. Geriatr Gerontol Int, 16 Suppl 1：110-122, 2016.
6) Mayhew AJ, Amog K, et al：The prevalence of sarcopenia in community-dwelling older adults, an exploration of differences between studies and within definitions：a systematic review and meta-analyses. Age Ageing, 48 (1)：48-56, 2019.
7) Beaudart C, Zaaria M, et al：Health Outcomes of Sarcopenia：A Systematic Review and Meta-Analysis. PLoS One, 12 (1)：e0169548, 2017.
8) Dent E, Morley JE, et al：International Clinical Practice Guidelines for Sarcopenia (ICFSR)：Screening, Diagnosis and Management. J Nutr Health Aging, 22 (10)：1148-1161, 2018.
9) Arai H, Wakabayashi H, et al：Chapter 4 Treatment of sarcopenia. Geriatr Gerontol Int, 18 Suppl 1：28-44, 2018.

A

フレイルとサルコペニアは異なる概念です．フレイルには多面的要素がありますが，サルコペニアは骨格筋の機能低下という単一の要素しか有していません．サルコペニアは，身体的フレイルの一つの構成要素という位置付けになります．

Q4 フレイルの状態にある人とサービス事業対象者は同じですか？

フレイルの状態にある人とサービス事業対象者は似たような状態といえます．フレイルは，**要介護**の**ハイリスク**状態であり，多面性・可逆性があります《➡ Q1》．一方，サービス事業対象者も要介護のハイリスク者のことを指します．フレイルは**学術的用語**であるのに対して，サービス事業対象者は**政策的用語**になります．判定方法が異なるため，完全に一致するわけではありませんが，両者の概念は類似しており，基本的には同じように捉えて差し支えないと思います【図1】．

前述のように，サービス事業対象者という名称は，あくまで介護保険制度で定められた政策的用語であるため，その名称や定義は時代背景に応じて修正されてきました．現在は，**介護予防・生活支援サービス**を受けられる対象としてサービス事業対象者の認定を行っています[1)]．なお，以前までは，これと同等の機能レベルの方のことを二次予防対象者および特定高齢者と定義していました．もちろん，名称だけが異なるのではなく，その名称変更に伴って判定方法や提供されるサービスも変化してきましたが，要介護のハイリスク者（≒フレイル相当の高齢者）を何らかの手段を用いて定義しているという点においては以前から一貫しています．つまり，わが国ではフレイ

図1　フレイルとサービス事業対象者

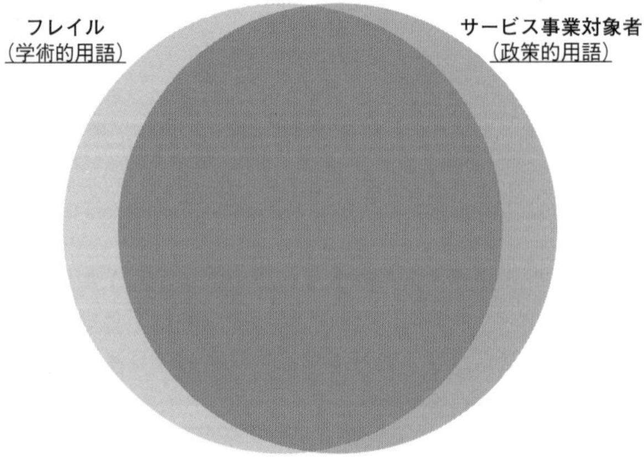

ルという言葉が誕生した2014年より以前（2006年）より，フレイルと同様の概念の重要性を理解し，対策を講じ続けてきたことになります．

現在ではフレイルの判定基準としても用いられるようになった**基本チェックリスト**《➡ Q17》ですが，もともとは特定高齢者を判定するために作成されたものでした．サービス事業対象者の判定には，この基本チェックリストが用いられており，いずれかのドメインで該当した場合にサービス事業対象者と判定します．なお，フレイルの判定にも基本チェックリストが用いられることがありますが，この場合とサービス事業対象者の判定とでは使用方法が異なります《➡ Q17》．

一言メモ

通所型サービスC

通所型サービスCとは，各自治体の専門職が生活機能の改善を目的に，概ね3～6カ月の短期集中的に運動機能，口腔機能，認知機能，栄養，うつ，閉じこもりなどへの対策プログラムを実施するものです．このサービスは介護予防・生活支援サービス事業に含まれるもので，対象者はサービス事業対象者と要支援認定者になります．

参考文献

1) 厚生労働省：公的介護保険制度の現状と今後の役割．2018．https://www.mhlw.go.jp/content/0000213177.pdf

A

厳密には異なりますが，フレイルの状態にある人とサービス事業対象者は似たような状態といえます．要介護の前段階を学術的側面から定義したものがフレイル，政策的側面より定義したものがサービス事業対象者ということになります．

Q5

介護予防とは何ですか？

介護予防とは，要介護状態になることを**「遅らせる・予防する」**ことを指します．介護予防事業は 2006 年度の介護保険法改正により導入され，この 15 年間で微修正を繰り返しながら今日に至っています．「介護予防」という用語は学術的にも政策的にも用いられており，今では市民権を得たといえるほど，一般の方々にまで広く周知される用語となりました．

現在のわが国の介護保険制度上では，**予防給付**と**総合事業**が介護予防に含まれることになります**【図 1】**[1)]．予防給付は要支援認定を受けた方が対象となるもので，介護予防訪問看護や介護予防通所リハビリテーションなどの介護予防サービス，小規模多機能型居宅介護などの地域密着型介護予防サービスなどが含まれます．総合事業には要支援者とサービス事業対象者《➡ Q4》が対象となる**介護予防・生活支援サービス事業**と，すべての高齢者が対象となる**一般介護予防事業**が含まれます．つまり，介護予防という用語がもつ政策的概念には，一次予防，二次予防，三次予防《➡ Q6》のすべての要素が含まれることになります．

狭義な介護予防に位置付けられているのは，学術的には**ハイリスク介入（二次予防介入）**，政策的には介護予防・生活支援サービス事業のなかの**通所型サービス C**《➡ Q4》です．これらは要介護のリスクが高いと考えられるフレイル高齢者・サービス事業対象者に実施される予防介入であり，わが国

一言メモ

身体機能の浪費と節約

身体機能と介護予防の考え方は，“浪費” と “節約” をイメージするとわかりやすいと思います．限りある蓄え（≒身体機能）を浪費（≒正常加齢）してすぐに空（≒要介護状態）にしてしまうのではなく，節約（≒介護予防）しながら少しずつ減らしていくことが必要です．

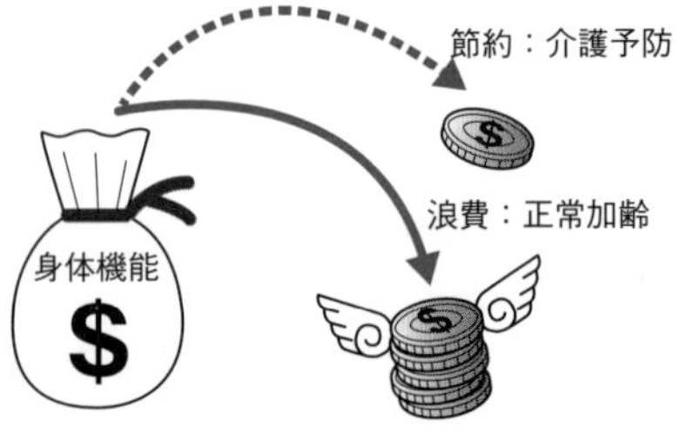

図1 介護予防の位置付け（文献1より）

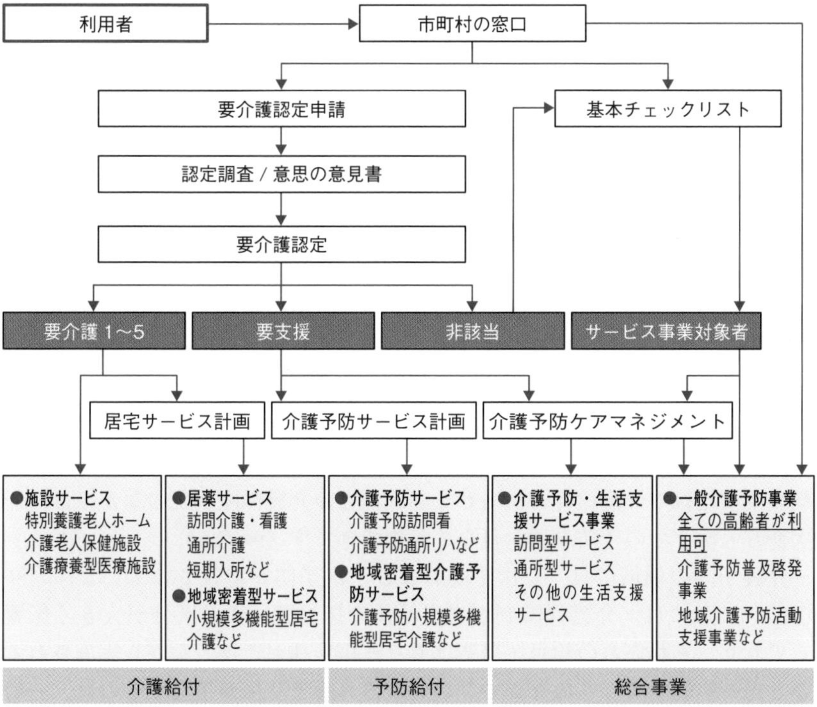

では介護予防事業が導入された2006年度より継続して実施されています．前述のように，広義な介護予防には一次から三次まで含まれることになりますが，狭義には二次予防が該当するというのが学術的にも行政的にも，また国民にも定着した概念となっています．

参考文献

1) 厚生労働省：公的介護保険制度の現状と今後の役割．2018．https://www.mhlw.go.jp/content/0000213177.pdf

A

介護予防とは，要介護状態になることを「遅らせる・予防する」ことを指します．広義な介護予防には一次から三次まで含まれることになりますが，狭義には二次予防が該当するというのが学術的にも行政的にも定着した概念となっています．

Q6 介護予防にはどのような段階がありますか？

介護予防には**一次予防**，**二次予防**，それに**三次予防**という考え方があります【**図1**】．一次予防とは，健康な方を対象に心身機能低下を予防する取り組みを指し，概ね健常高齢者が一般介護予防事業に参加することなどが相当します．二次予防とは，要介護リスクの高い高齢者を早期に発見し，早期に対策をとるという取り組みを指し，概ねサービス事業対象者《➡ Q4》に対する介護予防・生活支援サービス事業が相当します．そして，三次予防とは，既に何らかの支援・介護が必要となった方に対する重度化予防を指し，概ね予防給付や介護給付が相当します．現在の介護保険制度のなかでは，一次から三次までの予防を切れ目なく実施できます《➡ Q5》．

介護予防の領域では，一次予防および二次予防が重視されています《➡ Q5》．これには，介護保険制度や自治体の担当課・係の区分が大きく影響しており，それぞれの給付・事業は異なる担当課が連携しながら実施されることが一般的です．そのなかで，いわゆる介護予防係が担当するのは，一般介護予防事業および介護予防生活支援サービス事業となることが多いことから「**介護予防≒一次予防，二次予防**」というイメージが定着しているといえ

図1　一次予防，二次予防，三次予防

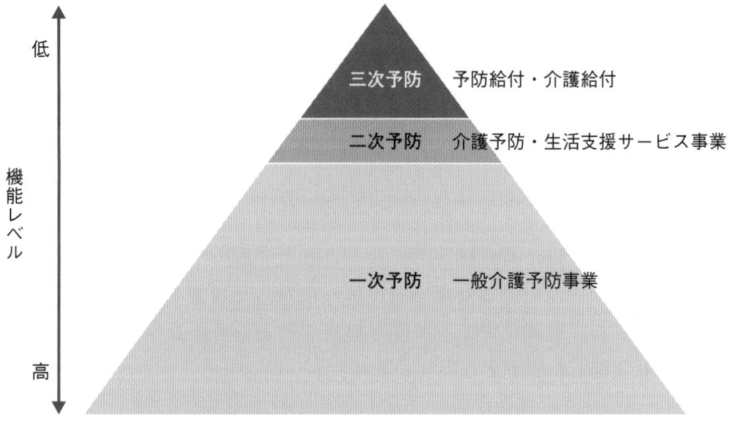

図2　ポピュレーションアプローチとハイリスクアプローチ

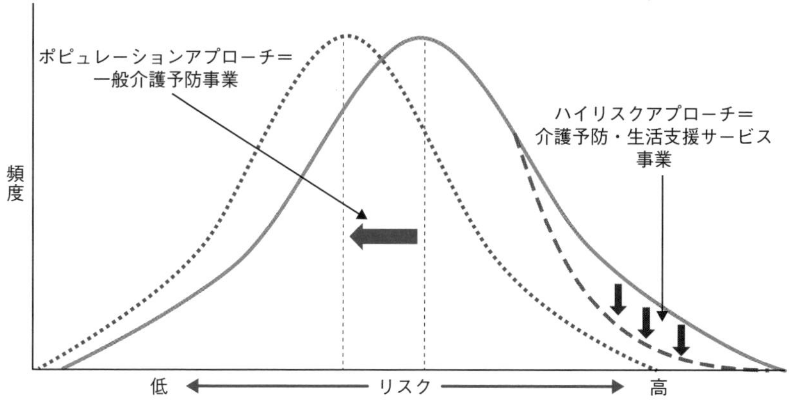

ます．

わが国における制度上の介護予防の階層は，**社会実走**に即した形をとられていることから，必ずしも学術的な予防の階層の概念とは一致しません．概ね一次予防に位置付けられる一般介護予防事業には要介護高齢者を含むすべての高齢者が対象となり，概ね二次予防となる介護予防・生活支援サービス事業にはサービス事業対象者のみならず要支援高齢者も含まれます．つまり，一般介護予防事業は対象を一部に限定しない集団全体へのアプローチ（**ポピュレーションアプローチ**），介護予防・生活支援サービス事業は対象をハイリスク者に限定したアプローチとなります（**ハイリスクアプローチ**）【図2】．

A

介護予防には一次予防，二次予防，それに三次予防という考え方があります．このような階層的な考えを社会実走に落とし込み実施されているのが，ポピュレーションアプローチ（＝一般介護予防事業）とハイリスクアプローチ（＝介護予防・生活支援サービス事業）になります．

Q7 リハビリテーションと予防の違いは何ですか？

フレイル対策・介護予防で高齢者に関わるうえで，リハビリテーション*と予防の**考え方**は明確に区別しておく必要があります．特に，**リハビリテーション関連職種**がフレイル対策・介護予防の現場で活動する際には，リハビリテーションの考え方をそのまま介護予防に落とし込む傾向があり，実際とのギャップに悩まれるケースも少なくありません．誤った考え方は，仮に「適切な介入を行い理想的な効果が得られている場合」でも，十分な効果が得られていないと誤認識してしまう恐れがあります．

リハビリテーションと予防では，期間，対象者の状態，促進・阻害因子，それに目標が異なります**【図1】**．リハビリテーションは，もともと備わっていた機能が何らかの原因によって低下した状態から開始され，回復過程のなかで**機能回復**を目指していきます．一方，予防は，基本的に機能が低下していない状態から開始され，加齢変化や様々なライフイベントという逆境に

*ここでいうリハビリテーションとは，回復期のように右肩上がりの回復を示すケースを指しています．もちろん，先天性疾患，進行性疾患，維持期など該当しない場合もあります．

図1　リハビリテーションと予防の考え方の違い

	リハビリテーション	予防
期間	比較的短い （退院まで）	比較的長い （生涯）
対象者の状態	基本的には 低下した状態から開始	基本的には 維持した状態から開始
促進因子	治癒過程 回復過程	−
阻害因子	−	加齢変化 ライフイベント
目標	機能回復	機能維持・ 機能低下抑制

図2　予防のイメージ

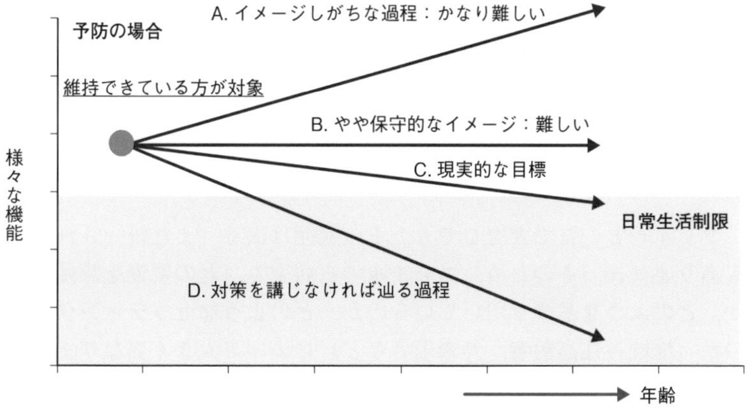

介護予防目的で何らかの介入を実施した場合，Aのような改善を期待しがちですが，実際にはBのような完全維持も難しく，Cのように緩やかに機能が低下することが一般的です．ただし，何もしなければDのように，かなり強い傾きで機能は低下することから，Cでも充分に効果は得られていると考えることが重要です．

抵抗しながら，**機能の維持もしくは低下抑制**を目指します．たとえば，「運動」のように用いる手段は両者で共通していても，その意義は大きく異なることになります．

予防を実施する際，特に重要となるのが**機能低下抑制**という目標です．予防の場合，その実施期間も**長期**に及ぶことから，適切な対策を講じていても経年的に少しずつ機能が低下することが一般的です《➡ Q27》．介護予防の場合には，たとえ機能が低下しても，**自立生活という水準**を維持できていれば目標を達成できている，ということを理解することが大切です（機能向上≠介護予防）【図2】《➡ Q42》．何も対策を講じなければ，速いスピードで機能が低下するということを念頭に置き，このスピードを緩やかにして自立生活期間を少しでも延長させることが重要になります．

A

リハビリテーションと予防では，実施期間，対象者の状態，促進・阻害因子，それに目標が異なります．予防では，基本的には機能が低下していない対象者に対して実施され，加齢変化や様々なライフイベントという逆境に抵抗しながら，機能の維持もしくは低下抑制を目指します．目標は「機能向上」ではなく，「介護予防≒機能低下抑制」ということを念頭に置いておくことが大切です．

Q8 フレイルの有病率はどのくらいでしょうか？

フレイルと一言で表現しても，その範囲は広く，また統一された評価基準もありません．そのため，フレイルの有病率も，**どの要素を評価**しているのか，**どのような基準**を用いているのか，**どのようなセッティング**での調査なのか（地域在住高齢者，外来患者など）によって大きく異なります．フレイルに限ったことではないのですが，有病率などを参考にする際には，これらの情報を適切に把握しておくことが正しい情報理解につながります．

ここでは，狭義なフレイルと考えることができる身体的フレイルに焦点を当て，かつこれを判定する基準として広く用いられているJ-CHS基準《➡Q11》を用いて，地域在住高齢者のフレイル有病率を調査した報告を参考に解説します[1)]．この報告では，国内の様々な地域の7つのコホート研究のデータを統合した分析結果を示しています．これによると，地域在住高齢者のフレイル有病率は11.2%とされ**【図1】**，概ね高齢者の**10%程度**がフレイルに該当すると考えられます．高齢者人口をおおよそ3,600万人と仮定すると，360万人程度がフレイルに該当することとなります．フレイルは数年後に要介護状態へと進展する危険性が高い集団であるため《➡Q1》，このような方に対して適切な対策を実施していくことが，その後の**社会保障費**にも大きく影響することになります．

図1　地域在住高齢者のフレイル有病率（文献1より）

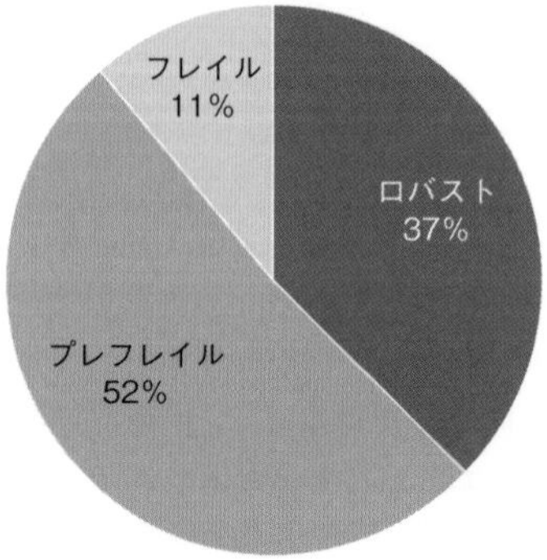

図2　年齢階級別のフレイル割合（文献2より）

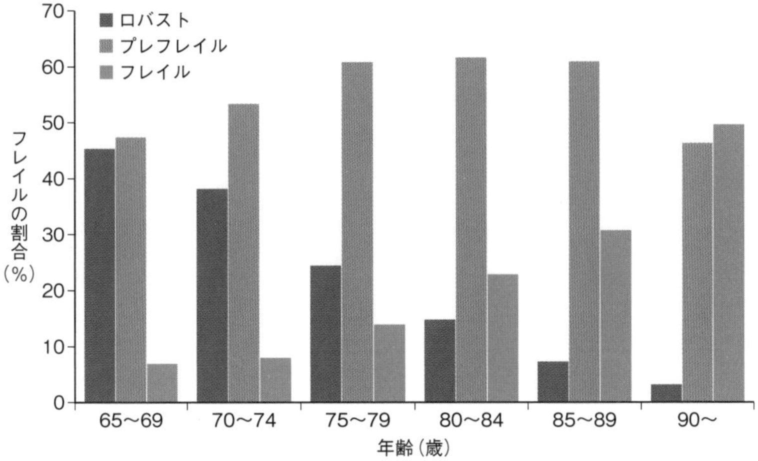

フレイルの有病率は**加齢**による影響を大きく受けることがわかっています．年齢階級別にフレイル有病率を調査した報告によると，65歳以降，段階的にフレイルの割合は増加し，逆にロバストの割合は減少することが示されています【図2】[2]．ちょうど，フレイルとロバストの年齢階級別の割合は，反転させたような**鏡面性**があります．プレフレイル《➡ Q2》は各年齢ともに，ある一定割合存在しており，フレイルと同様にプレフレイルへの対応も重要になることがうかがえます．

参考文献

1) Satake S, Shimada H, et al：Prevalence of frailty among community-dwellers and outpatients in Japan as defined by the Japanese version of the Cardiovascular Health Study criteria. Geriatr Gerontol Int, 17 (12)：2629–2634, 2017.
2) Yamada M, Arai H：Predictive Value of Frailty Scores for Healthy Life Expectancy in Community-Dwelling Older Japanese Adults. J Am Med Dir Assoc, 16 (11)：1002. e7–11, 2015.

A

地域在住高齢者におけるフレイルの有病率は10%程度です．なお，この有病率は加齢とともに増加し，特に75歳以降ではフレイル有病率は高くなります．高齢者人口を3, 600万人と仮定すると，実に360万人もの高齢者がフレイルに相当することになり，フレイル対策がいかに重要かを理解できます．

Q9 フレイルになると有害健康転帰の発生割合は高まりますか？

フレイルでは，転倒，骨折，入院，要介護，死亡などの**有害健康転帰**の発生割合が高まることが知られています[1-3]．むしろ，このような有害健康転帰を招きやすいことが，フレイルが注目される理由といえます．このような有害健康転帰の発生を調査した多くの研究で，ロバスト，プレフレイル，フレイルの順に発生割合が高まることが示されています《➡ Q2》．重要なこととして，1 年ごとの有害健康転帰（要介護・死亡）の発生割合をみても，ベースライン時点でのロバスト，プレフレイル，フレイルの順で増加するという関係性は維持されており，段階的にその発生割合を高め続けます【図1】．

ではなぜ，フレイルでは各有害健康転帰の発生割合が高まるのでしょうか．その要因の一つとして，身体的フレイルの構成要素である**サルコペニア**の影響があると考えられます《➡ Q3》．サルコペニアでは，骨格筋量減少・筋力低下により，転倒・骨折を来しやすくなること，各疾病への罹患率・重症化率を高めてしまうこと，死亡率を高めることなどがわかっています．また，心理・精神的フレイルに関わる**認知機能の低下**は，手段的日常生活活動の制限に関わります[4]．さらに，社会的フレイルには，これらの影響を増幅させるような作用が確認されています[5]．これらのフレイル影響は，

図 1　フレイル別の要介護・死亡の発生状況

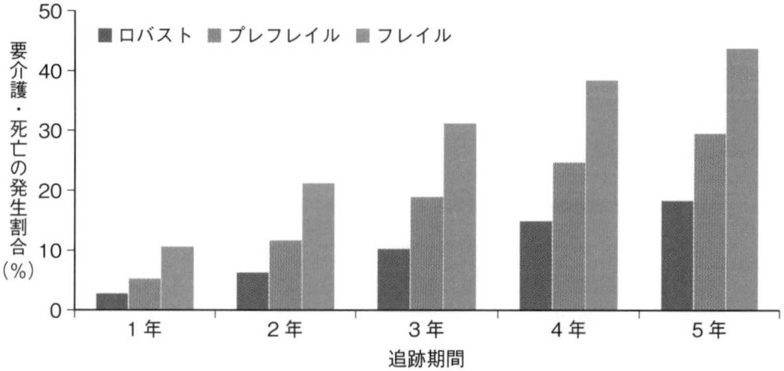

図2　フレイルの負の循環

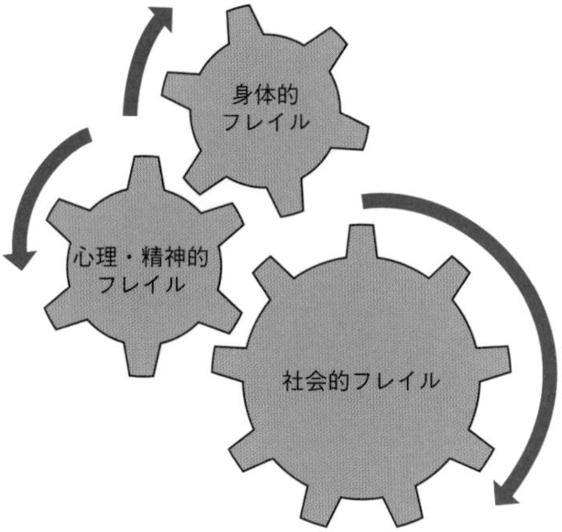

互いに**負の循環**を形成しながら雪だるま様に膨れ上がり，有害健康転帰を引き寄せることになります【図2】.

参考文献

1) Fried LP, Tangen CM, et al：Frailty in older adults：evidence for a phenotype. J Gerontol A Biol Sci Med Sci, 56 (3)：M146-156, 2001.
2) Kojima G：Frailty as a Predictor of Future Falls Among Community-Dwelling Older People：A Systematic Review and Meta-Analysis. J Am Med Dir Assoc, 16 (12)：1027-1033, 2015.
3) Kojima G：Quick and Simple FRAIL Scale Predicts Incident Activities of Daily Living (ADL) and Instrumental ADL (IADL) Disabilities：A Systematic Review and Meta-analysis. J Am Med Dir Assoc, 19 (12)：1063-1068, 2018.
4) Shimada H, Makizako H, et al：Impact of Cognitive Frailty on Daily Activities in Older Persons. J Nutr Health Aging, 20 (7)：729-735, 2016.
5) Yamada M, Arai H：Social Frailty Predicts Incident Disability and Mortality Among Community-Dwelling Japanese Older Adults. J Am Med Dir Assoc, 19 (12)：1099-1103, 2018.

A

フレイルでは，転倒，骨折，入院，要介護，死亡などの有害健康転帰の発生割合が高まります．このような有害健康転帰に対しては，身体的フレイルのみならず，心理・精神的フレイルや社会的フレイルもそれぞれ関係しており，これらは負の循環を形成しながら，さらにその影響力を強めます．

Q10 フレイル対策を行ううえで重要な要素は何ですか？

フレイルは要介護や死亡などの有害健康転帰を招きやすい状態ですが《➡ Q9》，一方でプレフレイルやロバストに改善するという**可逆性**も認められます．フレイルの状態変化を追跡した研究によると，いずれも追跡期間中に一定割合の死亡発生が確認されるものの，プレフレイルやロバストへと改善するケースも少なくないことが示されています[1, 2)]．私たちが調べた結果では，ベースライン調査でフレイルと判定された方のなかで，4年後に要介護もしくは死亡に至っているケースは50.9％と確かに多かったものの，プレフレイルもしくはロバストへと改善しているケースも31.5％と一定数存在していました【図1】．

では，フレイルからプレフレイルやロバストへと改善した方は，どのような特徴を有していたのでしょうか．様々な要因が関係するなかで，改善可能な因子に注目して分析を行うと，①運動習慣を有していること（**運動習慣**）《➡ Q21》，②たんぱく質の摂取習慣が良好であること（**たんぱく質の摂取習慣**）《➡ Q35》，③社会参加ができていること（**社会参加習慣**）《➡ Q39》，という3つの要素《➡ Q20》が重要であることがわかりました．いずれも，期間限定で実施すればよいというものではなく，長期にわたって習慣化することが重要な要素となります．つまり，フレイル対策にはこれらを習慣化させることが不可欠であり，そのためには高齢者本人を中心に行政関係者や専門職，家族が適切に連携する必要があります【図2】．

一言メモ

オーラルフレイル

オーラルフレイルとは，滑舌の低下，嚥下機能低下，咀嚼力低下などの口腔機能の軽微な衰えのことを指します．このオーラルフレイルは，フレイルの3つの要素（身体的，心理・精神的，社会的）《➡ Q1》のそれぞれと関連すると考えられており，口腔ケアがフレイルの進行を抑制する重要な要素ともいわれています．

図 1　フレイルの 4 年後の変化

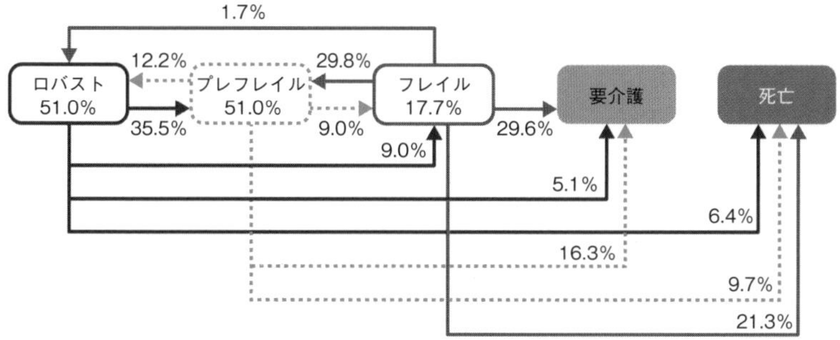

図 2　フレイル対策の 3 つの習慣

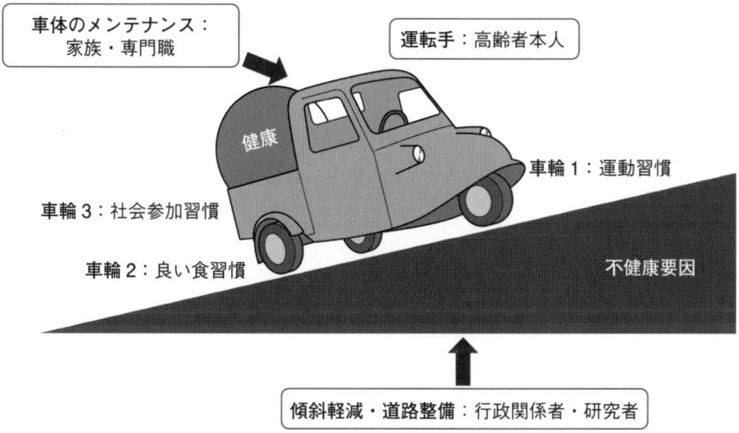

参考文献

1) Pollack LR, Litwack-Harrison S, et al：Patterns and Predictors of Frailty Transitions in Older Men：The Osteoporotic Fractures in Men Study. J Am Geriatr Soc, 65 (11)：2473-2479, 2017.
2) Trevisan C, Veronese N, et al：Factors Influencing Transitions Between Frailty States in Elderly Adults：The Progetto Veneto Anziani Longitudinal Study. J Am Geriatr Soc, 65 (1)：179-184, 2017.

A

フレイル対策としては，運動習慣，たんぱく質の摂取習慣，社会参加習慣の 3 つを有することが重要です．介入研究では未解決の部分は多く残されていますが，少なくとも観察研究レベルではこれらの習慣がフレイルの改善につながる可能性が示されています．

II. フレイル・介護予防の判定と評価

Q11 身体的フレイルはどのように判定しますか？

身体的フレイルは，フレイルの多面的要素のなかの代表的なもので《➡Q1》，**運動器**（骨，関節，筋）の機能低下を示すものです．運動器の機能低下を示す別の用語として**ロコモティブシンドローム**がありますが，身体的フレイルとこれは同じような概念をもちます．ただし，両者の判定方法は異なるため，完全に一致するというものではありません．また，骨格筋の機能低下を指す用語として**サルコペニア**《➡Q3》や**ダイナペニア**がありますが，これらは身体的フレイルの構成要素の一つという位置付けになります．

身体的フレイルの代表的な判定方法に**CHS基準**があります．これは，Friedが2001年にCardiovascular Health Study（CHS）を基に報告した基準で，①体重減少，②活動量減少，③活力低下，④握力低下，⑤歩行速度低下という5項目で構成されるものです[1)]．5項目中で3項目以上該当するとフレイル，1～2項目該当するとプレフレイル（フレイル予備軍）と判定します．このように，CHS基準を用いることで短時間かつ簡便にフレイルを判定することが可能となります．さらに，フレイルがその後の有害健康転帰の発生に強く関連していたことから，世界中の研究者・臨床家がこのCHS基準を用いるようになりました．なお，CHS基準の日本版としてJ-CHS基準があり，日本サルコペニア・フレイル学会ではこちらの使用を推奨しています**【表1】**[2, 3)]．

CHS基準が広く用いられるようになったことで，「身体的フレイル＝フレイル」というイメージが定着しつつあります．前述のように，実際には身体的フレイルはフレイルの構成要素の一つとなりますが，あまりにこのイ

一言メモ　歩行速度低下

フレイルの判定では，歩行速度は「快適歩行速度」を用います．対象者の能力を判定するうえでは，「最大努力下で実施する最大歩行速度を優先すべきではないか」と思われる方も多いと思いますが，現在のところは快適歩行の条件で測定することが推奨されています．

表1　J-CHS 基準（文献2，3より）

体重減少
【質問】 6ヵ月間で，2 kg 以上の体重減少がありましたか？

活動量減少
【質問】 軽い運動・体操を1週間に何日くらいしていますか？
【質問】 定期的な運動・スポーツを，1週間に何日くらいしていますか？
（いずれもしていないで該当）

活力低下
【質問】（ここ2週間）わけもなく疲れたような感じがする

握力低下
握力（男性 28 kg 未満，女性 18 kg 未満）

歩行速度低下
歩行速度（1.0 m/s 未満）

0（該当なし）：ロバスト，1～2 項目に該当：プレフレイル，3～5 項目に該当：フレイル．

メージが定着していることから，**「狭義なフレイル≒身体的フレイル」**と捉えてもよいと考えられます．しかし，心理・精神的フレイルや社会的フレイルの影響も決して軽視できるものではなく，**「身体的フレイル＝フレイル」ではない**ということは抑えておく必要があります．

参考文献

1) Fried LP, Tangen CM, et al：Cardiovascular Health Study Collaborative Research Group. Frailty in older adults：evidence for a phenotype. J Gerontol A Biol Sci Med Sci, 56 (3)：M146–156, 2001.
2) Satake S, Shimada H, et al：Prevalence of frailty among community-dwellers and outpatients in Japan as defined by the Japanese version of the Cardiovascular Health Study criteria. Geriatr Gerontol Int, 17 (12)：2629–2634, 2017.
3) Satake S, Arai H：The revised Japanese version of the Cardiovascular Health Study criteria (revised J-CHS criteria). Geriatr Gerontol Int, 20 (10)：992–993, 2020.

A

身体的フレイルの判定には，J-CHS 基準を用いることが推奨されています．これは，①体重減少，②活動量減少，③活力低下，④握力低下，⑤歩行速度低下という5項目で構成されるもので，3項目以上該当するとフレイルと判定します．

Q12 認知的フレイルはどのように判定しますか？

認知的フレイルについては，身体的フレイルの CHS 基準《➡ Q11》のように一般的に浸透している判定基準は存在しません．認知的フレイルの判定については，身体的フレイル《➡ Q11》や社会的フレイル《➡ Q13》のように一つの判定基準で行うのではなく，**身体的フレイルと認知機能低下を兼ね備える場合**と定めることが一般的となりつつあります【図 1】．認知的フレイルと類似した概念として**軽度認知障害**（**MCI：mild cognitive impairment**）がありますが，身体的フレイルをあわせもつというのが認知的フレイルの特徴となっています．

図 1　認知的フレイルのイメージ

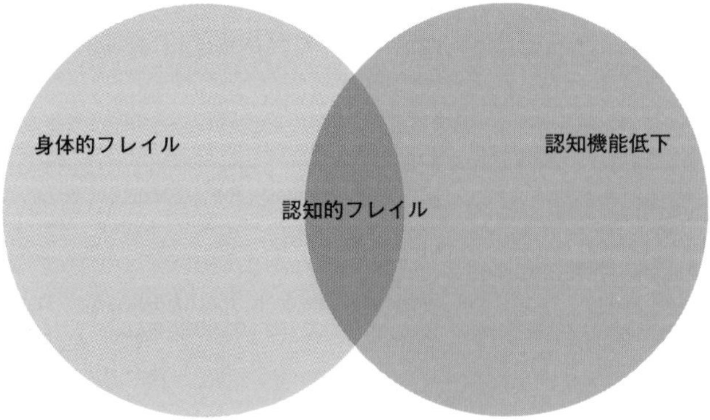

一言メモ　**軽度認知障害（MCI）**

MCI は正常な加齢変化による認知機能低下と認知症の境界に位置し，認知症への進展リスクが高く，対策を講じるうえで重要な対象と考えられています．MCI は本人または家族より認知機能低下の訴えはあるものの，認知症の診断基準は満たさず，基本的 ADL は問題なく遂行できる（IADL は制限されている場合もある）状態です．

認知的フレイルは有害健康転帰に強く影響するものの，その有病率の低さが課題となっています．たとえば，認知的フレイルを有する方では，**手段的日常生活活動（IADL）**の制限が受けやすく，**認知症**の発症リスクも高まることがわかっています[1,2]．しかし一方で，地域在住高齢者における認知的フレイルの有病率が 1%程度と非常に低く，このような状態にある方を見つける負担が大きすぎることが課題にあげられています．このようなことから，今後，認知的フレイルの考え方も変化する可能性があります．

一言メモ

心理・精神的フレイルと認知的フレイル

心理・精神的フレイルには，認知機能低下，うつ症状，それにアパシー（無気力・無関心）などの状態が含まれます．現時点で，これらを包括的に判定するような基準は存在せず，むしろそれぞれの要素を個別に評価することが一般的となっています．認知的フレイルは，身体的フレイルと心理・精神的フレイル（認知機能低下部分）のオーバーラップする部分という位置付けになります【図 1】．

参考文献

1) Shimada H, Makizako H, et al：Impact of Cognitive Frailty on Daily Activities in Older Persons. J Nutr Health Aging, 20 (7)：729–735, 2016.
2) Shimada H, Makizako H, et al：Cognitive Frailty and Incidence of Dementia in Older Persons. J Prev Alzheimers Dis, 5 (1)：42–48, 2018.

A

認知的フレイルは，身体的フレイルと認知機能低下の両者を兼ね備える場合と定めることが一般的となりつつあります．このような定義で判定した認知的フレイルは，IADL の制限や認知症の発症リスクを高めることがわかっていますが，有病率が低すぎることが課題にあげられています．

Q13 社会的フレイルはどのように判定しますか？

社会的フレイルは，家族や友人・知人との交流機会が減少するなど，社会的に脆弱な状態にあることを指します．この社会的フレイルの判定方法としていくつかの基準が報告されていますが，現時点で標準的といえる判定基準は存在しません．そのようななかで，複数の判定基準で共通して用いられる要素として，**独居**，**社会的ネットワーク**，**社会参加**，**経済状況**などがあります．独居《➡ Q40》については，可変的要因とはいいにくく，このような要素を判定基準に含めることについては賛否があります（フレイルは可逆性が一つの特徴であるため）．しかし，独居でも社会参加ができていれば要介護リスクは抑制できること，逆にできていなければ同居人がいる場合と比較して明らかに要介護リスクが高まることなどから，多くの判定基準で採用されています．

ここでは，4 つの項目で社会的フレイルを判定する基準について紹介します．①独居，②近隣住民との交流，③社会参加，④主観的経済困難感の 4

図 1　社会的フレイルの判定基準（文献 1 より）

社会的資源
【質問】 お一人暮らしですか．
→独居で該当

基本的社会活動
【質問】 あなたは，近所の方とどの程度つきあいをしていますか．
1. お互いに訪問しあう人がいる
2. 立ち話をする程度の人がいる
3. あいさつをする程度の人がいる
4. つきあいはない

→ 3 もしくは 4 で該当

社会参加
【質問】 次の地域活動に参加していますか？（複数回答あり）
1. 祭り・行事
2. 自治会・町内会
3. サークル・自主グループ
4. 老人クラブ
5. ボランティア活動
6. その他

→いずれもなしで該当

一般的資源
【質問】 現在の暮らしの状況を経済的にみてどう感じていますか．
1. 苦しい
2. やや苦しい
3. ややゆとりがある
4. ゆとりがある

→ 1 もしくは 2 で該当

0 項目該当：社会的ロバスト
1 項目該当：社会的プレフレイル
2～4 項目該当：社会的フレイル

図2　社会的フレイルと身体的フレイルが有害健康転帰の発生に及ぼす影響

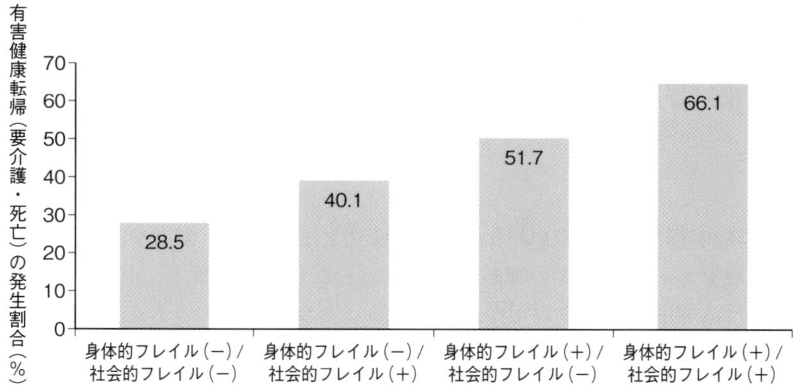

項目で構成されるもので，1 項目該当で社会的プレフレイル，2 項目以上該当で社会的フレイルと判定します【図 1】[1]．この基準を用いた有病率調査では，地域在住高齢者の 18. 0%に社会的フレイルが認められました．

社会的フレイルは重要なリスク因子ですが，一方で気付きにくい潜在的なリスク因子といえます．たとえば，身体的フレイル《➡ Q11》は誰の目にも明らかな症状が存在しますが（立ち上がり困難，階段昇降困難など），社会的フレイルにはそのような**「目に見える」症状**は存在しません．本人および周囲が気付きにくいため，**早期発見・早期対策**につなげにくいリスク因子となっています．身体的フレイルが認められない場合でも，社会的フレイルを有することよって要介護リスクが高まることも示されており【図 2】，定期的に判定機会を設けることが重要といえます．

参考文献

1) Yamada M, Arai H : Social Frailty Predicts Incident Disability and Mortality Among Community-Dwelling Japanese Older Adults. J Am Med Dir Assoc, 19 (12) : 1099–1103, 2018.

A

現時点で，社会的フレイルの標準的な判定基準と呼べるものは存在しません．そのなかで，独居，社会的ネットワーク，社会参加，経済状況などを判定基準に含めるものが多く，これらの判定基準に該当する項目が多いほど要介護などの有害健康転帰の発生割合が高まることが示されています．

Q14

身体機能は何歳頃から加齢による影響が認められやすくなりますか？

身体機能は，概ね 40 歳頃から加齢変化を来します．握力や歩行速度，骨格筋量などの身体機能の**加齢変化**を検討した研究によると，40～50 歳頃からほぼ直線的にこれらの指標が低下することが示されています[1-3]．しかし，40～50 歳で加齢変化を自覚することは難しく，70 歳代や 80 歳代になりようやく加齢変化を自覚するケースもまれではありません（もちろん，より早期から身体機能の衰えを自覚するケースもあると思いますが，若い頃に実施していた競技を中断したことによる機能の衰えなどは加齢変化とはいえません）．身体的フレイル対策として，運動の実施が推奨されますが，早期対策につなげるためにも，**加齢変化の特性**について周知を促す必要があります．

では，身体機能は加齢に伴いどの程度低下するのでしょうか．**握力**は，40 歳代を基準にすると，50 歳代で約 5%，60 歳代で約 10%，70 歳代で約 20%，80 歳以上で約 30%減少していました【図 1】．**骨格筋量**は，40 歳代を基準にすると，50 歳代で約 2%，60 歳代で約 5%，70 歳代で約 7%，80 歳以上で約 10%減少していました【図 2】[3]．つまり，40 歳代からの 40 年間で，筋力は約 3 割，骨格筋量は約 1 割も減少していますが，これらはあくまで**正常加齢**の範囲になります．このような正常加齢の範囲を逸脱するようなケースでは，要介護などの有害健康転帰の発生リスクが高まっていると考えられます．

一言メモ　**筋力と骨格筋量のギャップ**

本来，骨格筋の横断面積と筋力は比例関係にあるため，両者の加齢変化割合は一致するはずです．しかし，実際には筋力と骨格筋量の加齢変化にはずれがあり，筋力のほうがその低下率が大きくなっています．骨格筋とは筋膜で覆われた部分を指し，ここには収縮する筋線維と収縮しない骨格筋内脂肪や線維化組織が含まれす．加齢に伴い，非収縮要素が増加することで（質が低下），見かけのサイズ（筋膜で覆われた部分）以上に筋力が低下することになります．

図1　握力の加齢変化

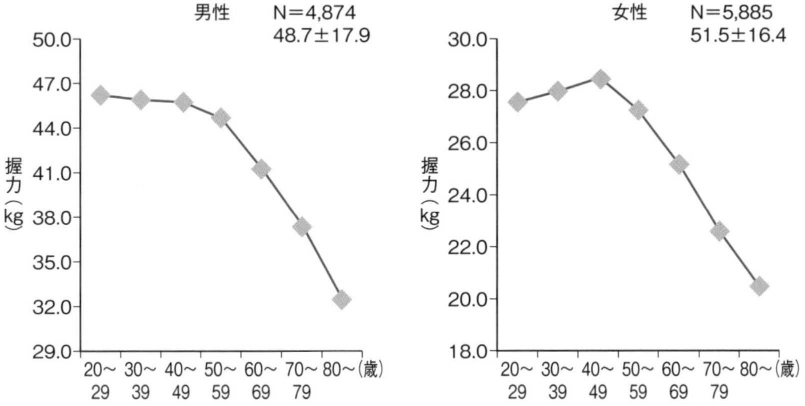

図2　骨格筋量の加齢変化（文献3より）

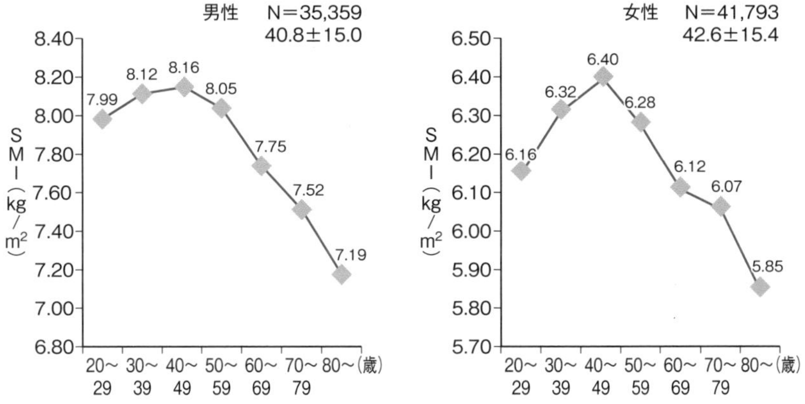

SMI：Skeletal Muscle mass Index，骨格筋量指数.

参考文献

1) Abe T, Thiebaud RS, Loenneke JP：Age-related change in handgrip strength in men and women：is muscle quality a contributing factor? Age (Dordr), 38 (1)：28, 2016.
2) Bohannon RW, Williams Andrews A：Normal walking speed：a descriptive meta-analysis. Physiotherapy, 97 (3)：182-189, 2011.
3) Yamada M, Moriguch Y, et al：Age-dependent changes in skeletal muscle mass and visceral fat area in Japanese adults from 40 to 79 years-of-age. Geriatr Gerontol Int, 14 Suppl 1：8-14, 2014.

A

身体機能は，概ね40歳頃から加齢変化が始まり，以降ほぼ直線的に低下し続けます．正常な加齢変化でも，40歳代からの40年間で，筋力は約3割，骨格筋量は約1割も減少することになります．

Q15 加齢によって影響を受ける骨格筋には特徴がありますか？

加齢によって影響を受ける骨格筋には，いくつかの特徴があります．全身で400以上もあるとされる骨格筋において，すべての骨格筋が同じように加齢による影響を受けるわけではありません．大きく捉えると，上肢よりも**下肢**や**体幹**の筋群のほうが，さらに**抗重力筋**と呼ばれる筋群で，加齢による影響を受けやすいと考えられています[1,2]．抗重力筋は，重力に抗って直立姿勢を保持するために不可欠な骨格筋のため，これらの筋群の筋力低下は自立生活の制限に直結することになります．

もう少し掘り下げると，抗重力筋のなかでも体表近くにあり，**タイプⅡ線維（速筋線維）**を多く含む骨格筋が加齢による影響を受けやすいとされています**【図1】**．筋線維には大きくタイプⅠ線維（遅筋線維）とタイプⅡ線維がありますが，加齢による影響は特に後者で生じやすいことが示されていま

図1　加齢による影響を受けやすい骨格筋

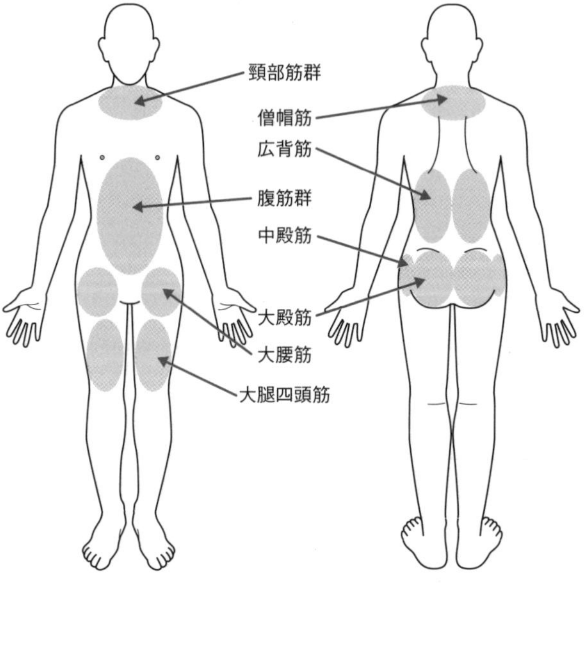

図2　各筋線維の加齢変化特性（文献3より）

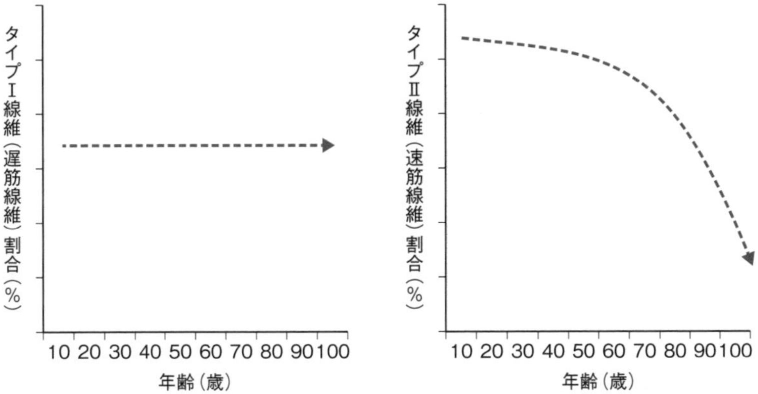

す【図2】[3]．つまり，高齢になると，瞬発性に優れた大きな筋群が影響を受けやすいことになり，負荷の大きな立ち上がり動作や階段昇降動作などから段階的に影響を来すことになります．

このような特徴のある筋群のなかでも，とりわけ重視されているのが**大腿四頭筋**と**大殿筋**です．これらの骨格筋は，代表的な抗重力筋であるとともに，立ち上がり動作，歩行，階段昇降など，基本的な動作遂行に不可欠な骨格筋といえます．そのため，フレイル対策・介護予防でも，このような筋群の強化《➡ Q28, 29》および適切なアセスメントが重視されています．

参考文献

1) Hughes VA, Frontera WR, et al：Longitudinal muscle strength changes in older adults：influence of muscle mass, physical activity, and health. J Gerontol A Biol Sci Med Sci, 56 (5)：B209-217, 2001.
2) Vitasalo JT, Era P, Leskinen AL, Heikkinen E：Muscular strength profiles and anthropometry in random samples of men aged 31-35, 51-55 and 71-75 years. Ergonomics, 28 (11)：1563-1574. 1984.
3) Lexell J：Human aging, muscle mass, and fiber type composition. J Gerontol A Biol Sci Med Sci, 50 Spec No：11-16, 1995.

A

加齢による影響を受けやすい骨格筋の特徴としては，抗重力筋と呼ばれる筋群で，かつ体表近くにあるタイプⅡ線維（速筋線維）を多く含むという点があげられます．これらの筋群の筋力低下は，日常生活の制限につながることになります．

Q16 身体的フレイルに対する介入の効果判定指標にはどのようなものがありますか？

身体的フレイルに対して，介入の効果判定を行う際には，**予測指標**と**効果判定指標**を適切に使い分ける必要があります【図 1】．たとえば，フレイルの判定を行ううえで，握力は重要な指標に位置付けられています《➡ Q11, 14》．これは，握力が要介護や死亡などの**有害健康転帰**発生の予測指標になりうるためです[1,2]．しかし，握力と死亡に因果関係はなく，握力を強化することで生存期間を延長できるとは言い難いです（全身状態が改善すれば生存期間を延長できる可能性はあります）．このような予測指標は，スクリーニング検査や判定に用いられることが多く，効果判定指標として適切とは言い難いものもあります．

では，身体的フレイルの効果判定には，どのような指標を用いればよいでしょうか．基本的には細かな単位で計測できるもの，最大努力下での計測を行っているもの，介入内容を反映するもの，計測した機能が日常生活に直結するものがよいと思います【図 1】．たとえば，**最大歩行速度**や**5 回立ち上がりテスト**，筋力測定装置を用いた**膝伸展筋力**などは効果判定指標として広く用いられています．効果判定指標として**適していない指標**を用いた場合，本当は効果がある介入でも誤って効果がないと判定してしまうことがあります．介入効果を**正しく知る**うえでも，適切な効果判定指標を選択する必要があります．

一言メモ

骨格筋量は効果判定指標として適切か？

骨格筋量も，効果判定指標として用いられることの多い指標の一つです．ただし，筋力や身体機能と比較して，骨格筋量は変化しにくい指標として知られています．たとえば，12 週間の運動を実施した場合，筋力は改善していても骨格筋量は変化しないことがあります．また，トレーニング休止による影響をみた場合，筋力は低下しても骨格筋量は変化していないこともあります．このようにトレーニングやトレーニング休止によって，変化しやすい指標であるかどうかも介入効果を知るうえでは重要な要素になります．

図 1　予測指標と効果判定指標

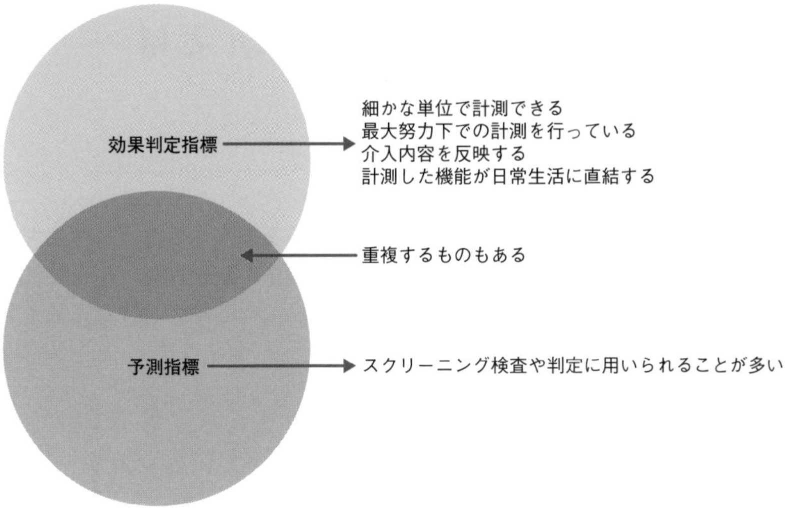

参考文献

1) Yamada M, Arai H：Is grip strength adjustment necessary for sarcopenia diagnosis? Geriatr Gerontol Int, 18 (3)：511-512, 2018.
2) Cooper R, Kuh D, Hardy R；Mortality Review Group；FALCon and HALCyon Study Teams：Objectively measured physical capability levels and mortality：systematic review and meta-analysis. BMJ, 341：c4467, 2010.

A

身体的フレイルに対する介入の効果判定指標としては，最大歩行速度や5回立ち上がりテスト，膝伸展筋力などが用いられることが多いです．介入効果を正しく判定するうえでも，適切な効果判定指標を選択する必要があります．

Q17 基本チェックリスト（KCL）とは何ですか？

基本チェックリストは，介護予防が必要な方を抽出するために**厚生労働省**が作成した質問紙です【表1】[1)]．以前は，全国の各自治体から高齢者宅へ基本チェックリストを郵送して，介護予防が必要な高齢者（特定高齢者，二

表1　基本チェックリスト（文献1より）

No.	質問項目	回答	
1	バスや電車で1人で外出していますか	0. はい	1. いいえ
2	日用品の買い物をしていますか	0. はい	1. いいえ
3	預貯金の出し入れをしていますか	0. はい	1. いいえ
4	友人の家を訪ねていますか	0. はい	1. いいえ
5	家族や友人の相談にのっていますか	0. はい	1. いいえ
6	階段を手すりや壁をつたわらずに昇っていますか	0. はい	1. いいえ
7	椅子に座った状態から何もつかまらずに立ち上がっていますか	0. はい	1. いいえ
8	15分位続けて歩いていますか	0. はい	1. いいえ
9	この1年間に転んだことがありますか	1. はい	0. いいえ
10	転倒に対する不安は大きいですか	1. はい	0. いいえ
11	6ヶ月間で2～3kg以上の体重減少がありましたか	1. はい	0. いいえ
12	身長　　cm 体重　　kg　(BMI＝　　)　(注) 18.5未満の場合に該当		
13	半年前に比べて固いものが食べにくくなりましたか	1. はい	0. いいえ
14	お茶や汁物等でむせることがありますか	1. はい	0. いいえ
15	口の渇きが気になりますか	1. はい	0. いいえ
16	週に1回以上は外出していますか	0. はい	1. いいえ
17	昨年と比べて外出の回数が減っていますか	1. はい	0. いいえ
18	周りの人から「いつも同じ事を聞く」などの物忘れがあるといわれますか	1. はい	0. いいえ
19	自分で電話番号を調べて，電話をかけることをしていますか	0. はい	1. いいえ
20	今日が何月何日かわからない時がありますか	1. はい	0. いいえ
21	(ここ2週間) 毎日の生活に充実感がない	1. はい	0. いいえ
22	(ここ2週間) これまで楽しんでやれていたことが楽しめなくなった	1. はい	0. いいえ
23	(ここ2週間) 以前は楽にできていたことが今はおっくうに感じられる	1. はい	0. いいえ
24	(ここ2週間) 自分が役に立つ人間だと思えない	1. はい	0. いいえ
25	(ここ2週間) わけもなく疲れたような感じがする	1. はい	0. いいえ

No6～10 運動機能低下 3/5以上
No11, 12 低栄養 2/2以上
No13～15 口腔機能低下 2/3以上
No16, 17 閉じこもり 16に該当
No18～20 認知機能低下 1/3以上
No21～25 うつ 2/5以上
No1～20 生活機能低下 10/20以上
No1～25 フレイル8/25以上 プレフレイル4～7/25 ロバスト0～3/25

次予防対象者《➡Q4》）を発掘することが行われていました．今では窓口対応の形となっていますが，この基本チェックリストを用いた**サービス事業対象者**の判定が行われています．近年では，政策的な利用だけでなく学術的な利用もなされるようになり，KCL（kihon checklist）という名称で国際的にも広く用いられています[2)]．

基本チェックリストは，高齢者の生活機能を包括的に評価するうえで優れた指標です．**運動**，**栄養**，**口腔**，**閉じこもり**，**認知**，**うつ**，**生活機能**という7つのドメインからなる計25項目の質問で構成されます．フレイルのもつ**多面性**を適切に捉えることが可能で，生活機能の包括的指標として有用と考えられています．また，前述のようにわが国では悉皆調査として用いられてきた経緯があり，共通認識として用いやすい指標といえます．

基本チェックリストには，**政策的**と**学術的**の使用目的があり，それぞれ使用方法が異なります．政策的，つまりサービス事業対象者の判定目的の場合には，前述の7つのドメインのいずれかで，厚生労働省が定める基準を満たすかどうかが判定基準になります【表1】．一方，学術的，つまりフレイル判定を行う場合には，25項目のなかで何項目に該当するのかという数が判定基準になります（8項目以上該当でフレイル，4〜7項目該当でプレフレイル，0〜3項目該当でロバスト）【表1】．このような形で判定したフレイルは，CHS基準で判定したフレイルと同様に，要介護発生の**予測妥当性**を有していることが示されています[3, 4)]．

参考文献

1) 厚生労働省：基本チェックリストの考え方について．2006. https://www.mhlw.go.jp/topics/2007/03/dl/tp0313-1a-11.pdf
2) Arai H, Satake S：English translation of the Kihon Checklist. Geriatr Gerontol Int, 15 (4)：518-519, 2015.
3) Satake S, Senda K, et al：Validity of the Kihon Checklist for assessing frailty status. Geriatr Gerontol Int, 16 (6)：709-715, 2016.
4) Satake S, Shimokata H, et al：Validity of Total Kihon Checklist Score for Predicting the Incidence of 3-Year Dependency and Mortality in a Community-Dwelling Older Population. J Am Med Dir Assoc, 18 (6)：552. e1-552. e6, 2017.

A

基本チェックリストは，運動，栄養，口腔，閉じこもり，認知，うつ，生活機能という7つのドメインからなる計25項目の質問紙です．政策的にはサービス事業対象者の判定目的に，学術的にはフレイルの判定目的に用いられています．

Q18 後期高齢者に対するフレイル健診とは何ですか？

フレイル健診とは，**後期高齢者**に対する**健康診査**の際にフレイルに関する質問票による問診を行い**【表 1】**，フレイルの早期発見・早期対策を促す事業のことです．この健診は，75 歳以上の後期高齢者数の増加に伴うフレイル高齢者の増加を見越し，2020 年度より導入されました．使用される質問票の問診内容は，健康状態，心の健康状態，食習慣，口腔機能，体重変化，運動・転倒，認知機能，喫煙，社会参加，ソーシャルサポートとなっており，計 15 項目で構成されます[1]．

では，地域でフレイル判定を行う際，基本チェックリストと後期高齢者健康診査の質問票のどちらを用いるべきでしょうか．基本チェックリストには，各ドメインの該当や該当項目数に応じて**サービス事業対象者**や**フレイル**の判定を行うという使用方法がありますが《➡ Q17》，後期高齢者健康診査の質問票にそのような用途はありません．フレイル健診の問診票は個々の質問内容に意味があり，それぞれの該当箇所に応じてアドバイスを提供するこ

表 1　後期高齢者健康診査の質問票（文献 1 より）

No	質問文	回答
1	あなたの現在の健康状態はいかがですか	①よい　②まあよい　③ふつう **④あまりよくない　⑤よくない**
2	毎日の生活に満足していますか	①満足　②やや満足　**③やや不満　④不満**
3	1 日 3 食きちんと食べていますか	①はい　**②いいえ**
4	半年前に比べて固いものが食べにくくなりましたか	**①はい**　②いいえ
5	お茶や汁物等でむせることがありますか	**①はい**　②いいえ
6	6 カ月間で 2～3 kg 以上の体重減少がありましたか	**①はい**　②いいえ
7	以前に比べて歩く速度が遅くなってきたと思いますか	**①はい**　②いいえ
8	この 1 年間に転んだことがありますか	**①はい**　②いいえ
9	ウォーキング等の運動を週に 1 回以上していますか	①はい　**②いいえ**
10	周りの人から「いつも同じことを聞く」などの物忘れがあると言われていますか	**①はい**　②いいえ
11	今日が何月何日かわからない時がありますか	**①はい**　②いいえ
12	あなたはたばこを吸いますか	**①吸っている**　②吸っていない　③やめた
13	週に 1 回以上は外出していますか	①はい　**②いいえ**
14	ふだんから家族や友人との付き合いがありますか	①はい　**②いいえ**
15	体調が悪いときに，身近に相談できる人がいますか	①はい　**②いいえ**

太字で該当

図1 後期高齢者健康診査の質問票と基本チェックリストの関係

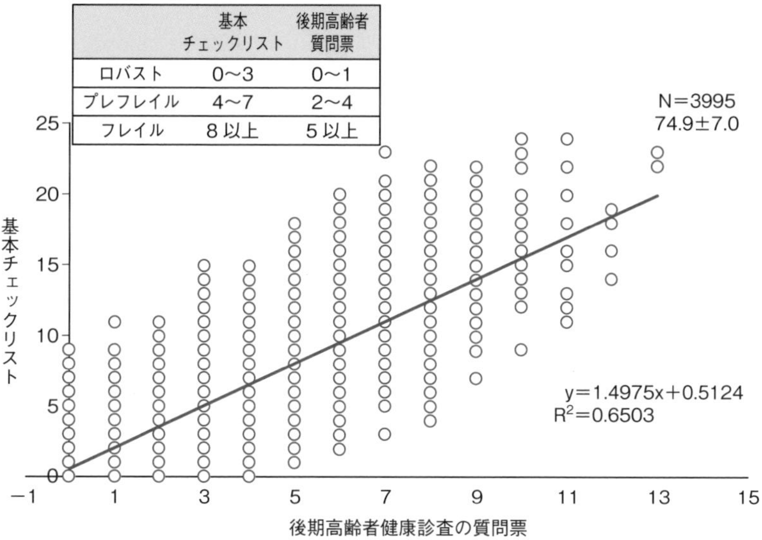

	基本チェックリスト	後期高齢者質問票
ロバスト	0〜3	0〜1
プレフレイル	4〜7	2〜4
フレイル	8以上	5以上

とになっています．そのため，地域でフレイル判定を目的に使用する場合には，基本チェックリストの使用が推奨されます．

後期高齢者健康診査の質問票は，基本チェックリストと同様に高齢者の**生活状態**を**包括的**に評価することが可能です．実際，この両者の該当項目数は強い相関関係にあり**【図1】**，後期高齢者健康診査の質問票でフレイルを判定することは可能であると考えられます．ただし，サービス事業対象者の選定には基本チェックリストを用いることが義務付けられており，後期高齢者健康診査の質問票よりフレイルを判定することは**暫定的**な使用に留めなければなりません．このような**条件付き**ではありますが，後期高齢者健康診査の質問票の該当項目数が5項目以上になるとフレイル，2〜4項目でプレフレイル，0〜1項目でロバストと判定することが可能です．

参考文献

1) 厚生労働省：高齢者の特性を踏まえた保健事業ガイドライン第2版，2019. https://www.mhlw.go.jp/stf/shingi2/0000204952_00001.html

A

フレイル健診とは，後期高齢者に対する健康診査の際にフレイルに関する15項目の質問票による問診を行い，フレイルの早期発見・早期対策を促す事業のことです．

Q19

SPPB とは何ですか？

SPPB（short physical performance battery）とは，**バランステスト，歩行テスト，5 回立ち上がりテスト**より構成される身体機能評価バッテリーのことです．1994 年に Guralnik により報告[1)] されて以降，身体機能評価の標準的バッテリーとして世界中で広く使用されています．3 つのテストそれぞれが 0～4 点，合計 12 点満点でスコア化されているのが特徴です**【表 1】**.

SPPB は，効果判定指標というよりも**予測指標・スクリーニング指標**《➡ Q16》として用いられることが一般的です．開発当初より，SPPB の得点が低くなることに伴い能力障害発生リスクが高まることが示されており[2,3)]，現在では様々な疾患（特に内科疾患）の有害健康転帰に影響することも広く知られるようになりました．アジアの**サルコペニア**《➡ Q3》の判定基準（AWGS：Asian Working Group for Sarcopenia）では，SPPB を用いた身体機能低下の基準を 9 点未満としています[4)].

では，それぞれのテストはどのように実施するのでしょうか．バランステストは，**サイドバイサイド**（閉脚立位），**セミタンデム立位，タンデム立位**の 3 つより構成され**【図 1】**，タンデム立位が 10 秒できれば 4 点（満点）となります．歩行テストは，8 フィート（2. 44 m）の計測区間とその前後

表 1　SPPB のスコア（文献 1 より）

	5 回立ち上がりテスト	バランステスト	歩行テスト
0 点	不可	閉脚立位：<10 秒	不可
1 点	≧16.7 秒	閉脚立位：10 秒 セミタンダム立位：<10 秒	≧5.7 秒
2 点	13.7～16.6 秒	セミタンダム立位：10 秒 タンデム立位：0～2 秒	4.1～5.6 秒
3 点	11.2～13.6 秒	セミタンダム立位：10 秒 タンデム立位：3～9 秒	3.2～4.0 秒
4 点	≦11.1 秒	タンダム立位：10 秒	≦3.1 秒

図1　SPPBのバランステスト（文献1より）

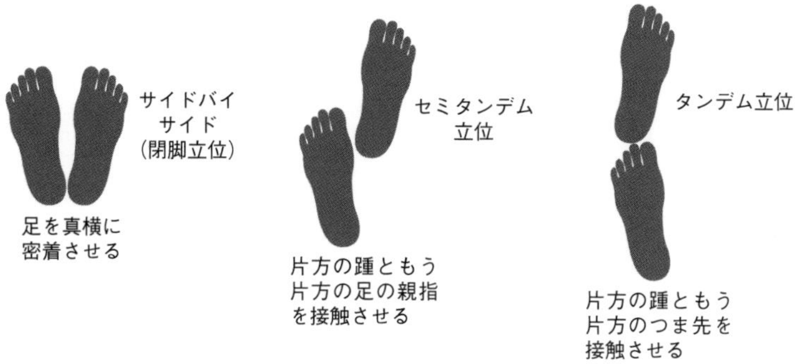

に2フィート（0. 61 m）ずつの予備路を設けた計12フィート（3. 66 m）の歩行路にて実施します．**快適歩行**（普段通りの歩行）にて，計測区間を3. 1秒以内に歩行できれば4点となります．立ち上がりテストは，椅子からの立ち上がりを5回繰り返し（**5回立ち上がりテスト**），11. 1秒以内に遂行できれば4点となります．なお，5回立ち上がりテストは最大努力下で実施するもので，この部分だけを取り出し，測定値そのもの（スコア化しないデータ）を効果判定指標として用いることもあります．

参考文献

1) Guralnik JM, Simonsick EM, et al：A short physical performance battery assessing lower extremity function：association with self-reported disability and prediction of mortality and nursing home admission. J Gerontol, 49 (2)：M85-94, 1994.
2) Guralnik JM, Ferrucci L, et al：Lower-extremity function in persons over the age of 70 years as a predictor of subsequent disability. N Engl J Med, 332 (9)：556-561, 1995.
3) Guralnik JM, Ferrucci L, et al：Lower extremity function and subsequent disability：consistency across studies, predictive models, and value of gait speed alone compared with the short physical performance battery. J Gerontol A Biol Sci Med Sci, 55 (4)：M221-231, 2000.
4) Chen LK, Woo J, et al. Asian Working Group for Sarcopenia：2019 Consensus Update on Sarcopenia Diagnosis and Treatment. J Am Med Dir Assoc, 21 (3)：300-307, 2020.

A

SPPBとは，バランステスト，歩行テスト，5回立ち上がりテストより構成される身体機能評価バッテリーのことです．0〜12点でスコア化されるもので，点数が低くなることに伴い各種有害健康転帰の発生リスクが高まることが知られています．

III. フレイル対策・介護予防の実際

生活習慣への取り組み
運動への取り組み
栄養への取り組み
社会参加への取り組み
介護予防

Q20 生活習慣の是正のためにはどのような方法がお勧めですか？

フレイル対策を行ううえで重要なことは，良好な生活習慣を獲得することといえます．フレイル対策には，**運動**，**食事**，**社会参加**という3つの柱と呼ばれる対策がありますが《➡ Q10》，これらの土台となるのが**規則正しい生活**です【図 1】．まずは，規則正しい生活により基盤を整えたうえで，3つの柱によって「自身の健康」を支える必要があります．

では，規則正しい生活とはどのようなものなのでしょうか．規則正しい生活と聞くと，最初に思い浮かぶのが**早寝・早起き**という方が多いと思います．そして，高齢者では例外なく早寝・早起きと思われがちですが，実際にはそういう方ばかりではありません．特に，**独居**や**交流**が少ないケースでは，生活のリズムを誰かに合わせる必要がなく，自由な時刻に起床し，寝間着のまま日中過ごしてしまうということもまれではありません．そして，このような場合では，早寝・早起きの指導から開始するのは**適切ではない**と考えます．

図 1　**フレイル対策に必要な３つの柱と土台**

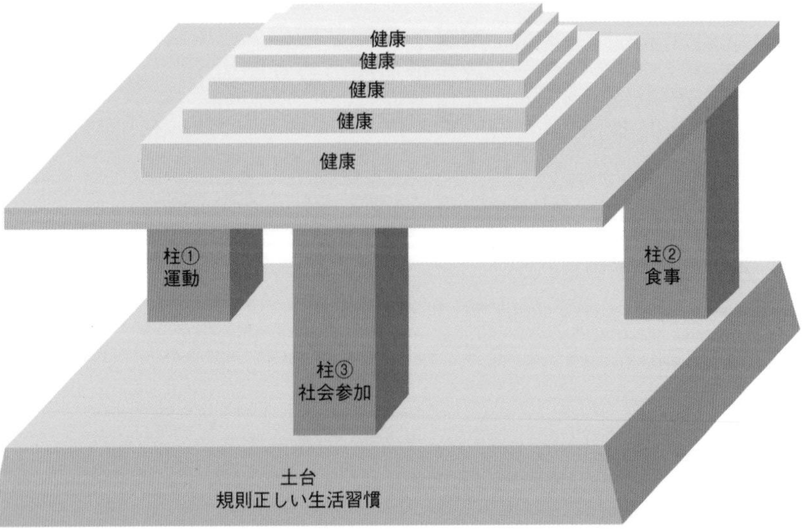

図 2　規則正しい生活

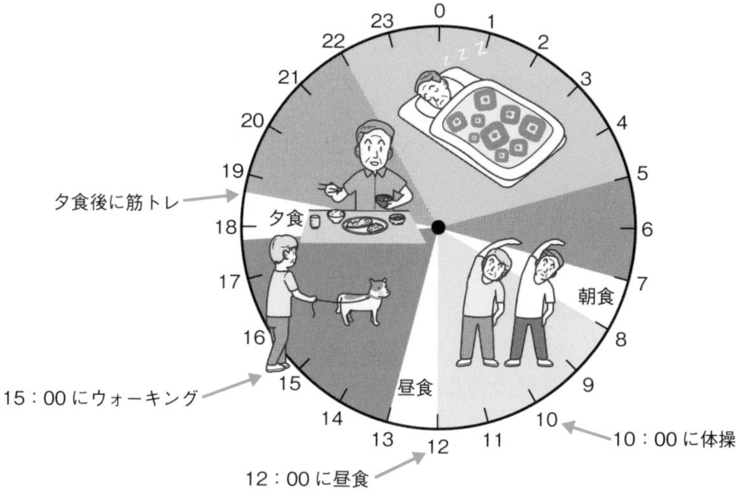

では，どこから開始すべきでしょうか．私たちは，**「必ず決まった時刻に昼食を食べる」**ということを推奨しています【図 2】．12 時でも，13 時でも，個々で食べる時刻が決まっていればそれで構いません．たとえば 12 時に昼食を食べるということが決まっていると，その時刻までに食事の準備をし，その前に買い物に行き，さらにその前には洗濯をすませておくなど，自ずとその前後の予定が決まってきます．また，昼食は 3 食の中央に位置するため，この時刻を決めておくことで朝食や夕食を摂るタイミングも徐々に固定されるようになります．そして，このような規則正しい生活のなかに，運動や社会参加などの習慣が組み込まれていくことが理想です．

A

生活習慣の是正には，まずは規則正しい生活が不可欠です．規則正しい生活が基盤となり，そのうえに運動，食事，社会参加というフレイル対策・介護予防の 3 つの柱を立てる必要があります．規則正しい生活の一歩目として，「必ず決まった時刻に昼食を食べる」ということを推奨しています．

Q21 運動の継続にはどのような方法がお勧めですか？

運動を継続することは非常に重要ですが，一方で極めて難しい課題と言えます．運動の効果検証を行う際には，一定期間（たとえば，12 週間や 24 週間などの**短期集中型**）に実施した運動の効果を，その期間の前後比較で検証することが一般的です．しかし，これらの効果は長期にわたって持続するものではなく，**運動の休止**により，その効果は瞬く間に減弱することがわかっています【図 1】[1-3]．もちろん，これらの効果の減弱に伴い，運動によるフレイル対策・介護予防の効果も薄れるため，効果を持続させるためにも運動継続の必要性が重要となります．ただし，運動を継続することは容易ではないため，様々な工夫が必要です．

では，どのような方法によって運動の継続を促すことができるのでしょうか．運動の継続に関して，現時点で標準的と呼べるような方法は存在しません．そのなかで，①**決まった時間帯に行う**こと《➡ Q20》，②**運動の記録を残す**こと，③**専門家によるチェックとフィードバックを行う**こと，④**誰かと一緒にする**ことなどが有用です．①の決まった時間に実施するについては，「10 時になったからウォーキング」，「昼食を食べた後に筋トレ」のように生活の一部に組み込むことで継続しやすくなります．②の運動記録については，たとえば，日々の歩数やレジスタンス運動の実施などの記録をカレンダーに残すことなどをお勧めしています．スマートフォンのアプリケーショ

図 1　**運動の持続効果**（文献 1-3 より）

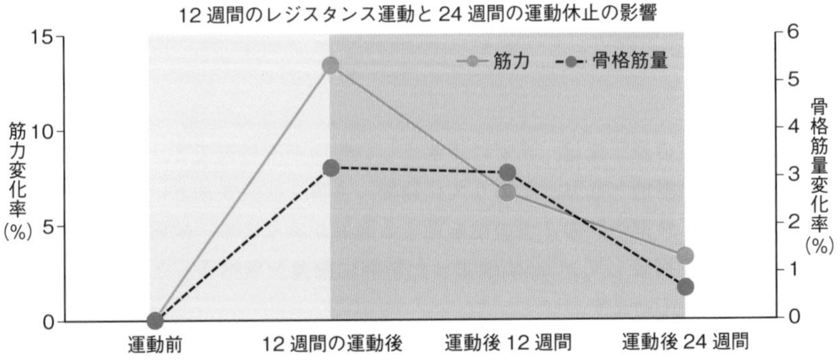

表 1　**運動記録の例（上段：歩数の記録例，下段：レジスタンス運動などの記録例）**

Mon	Tue	Wed	Thu	Fri	Sat	Sun
			6/1	6/2	6/3	6/4
			5,891	6,251	8,574	1,547
6/5	6/6	6/7	6/8	6/9	6/10	6/11
15,471	7,241	歩数計 装着忘れ	11,245	5,474	8,745	11,211

Mon	Tue	Wed	Thu	Fri	Sat	Sun
			6/1	6/2	6/3	6/4
			○	◎		○
6/5	6/6	6/7	6/8	6/9	6/10	6/11
◎	○	◎		◎	○	○

○：少しでも運動を実施した日
◎：しっかりと運動ができた日

ンや歩数計などを用いることによって，自動的に記録が蓄積されますが，それよりも自身で用紙に書き込み，日々の振り返りをするほうが運動定着につながりやすくなります【表 1】．③専門家によるチェックとフィードバックについては，②の記録を定期的に専門家が確認し，「頑張ってますね」という称賛とともに簡単なフィードバックを行うことでモチベーションの維持・向上につながりやすくなります．④の誰かと一緒にすることについては，通いの場に代表されるように，誰かと一緒に運動することによって，楽しさだけでなく「友人に迷惑がかかるから休めない」という責任感も生じることで継続につながりやすくなります．

参考文献

1) Zech A, Drey M, et al：Residual effects of muscle strength and muscle power training and detraining on physical function in community-dwelling prefrail older adults：a randomized controlled trial. BMC Geriatr, 12：68, 2012.
2) Yasuda T, Fukumura K, et al：Effects of detraining after blood flow-restricted low-intensity training on muscle size and strength in older adults. Aging Clin Exp Res, 26 (5)：561-564, 2014.
3) Taaffe DR, Henwood TR, et al：Alterations in muscle attenuation following detraining and retraining in resistance-trained older adults. Gerontology, 55 (2)：217-223, 2009.

A

運動を継続するための方法としては，①決まった時間帯に実施すること，②運動の記録を残すこと，③専門家によるチェックとフィードバックを行うこと，④誰かと一緒に実施することなどが有用です．

Q22

対象者本人の危機感が薄い（自分は大丈夫という）場合にはどのような対応をとりますか？

現在，介護予防・フレイル対策の機運が高まっており，多くの高齢者が**健康増進**に取り組んでいます．たとえば，地域在住高齢者の約5割は，健康維持・増進を目的に週1回以上のウォーキングをしています．しかし，言い換えると，約5割の高齢者はウォーキングをしておらず，**健康意識**が高いとは言い難い状態となっています（もちろん，ウォーキングの有無だけで健康意識を語ることはできませんが，一つの参考情報になります）．

では，健康意識はどのように変化するのでしょうか．前述のウォーキング実施割合を5歳刻みの年齢階級別で比較すると，興味深いことに**非線形の関係**にありました．つまり，75～79歳が61.2％と最も高く，65～69歳と85～89歳は47～48％程度とほぼ同じような割合をとるという山型の関係です【図1】．65～69歳と85～89歳の方で比較的実施率が低くなるのは，おそらく別の要因が関係していると考えられ，前者の場合には「まだ大丈夫」という**心理的要因**，後者の場合には身体機能低下に伴う**身体的要因**が関係していると思われます．

「まだ大丈夫」という危機感が薄い方の場合には，いわゆる**健康リテラシー**を高める必要があります．各身体機能は加齢とともに低下すること《➡Q14》，その低下速度が正常加齢を逸脱する場合に要介護状態へ進展しやす

図1 年齢階級別のウォーキング実施者割合

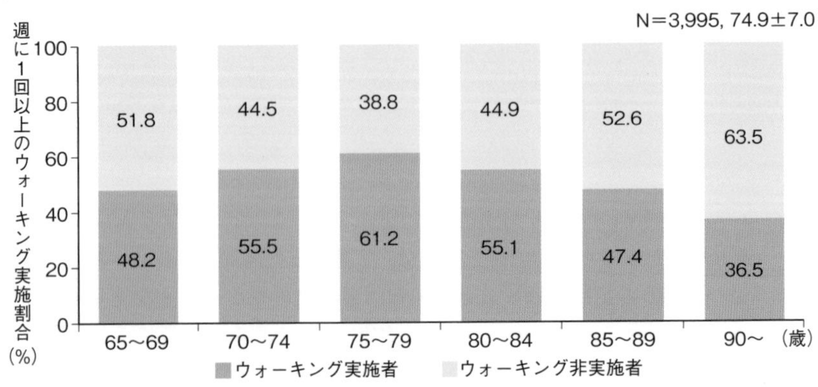

図2　**アクティブラーニング**

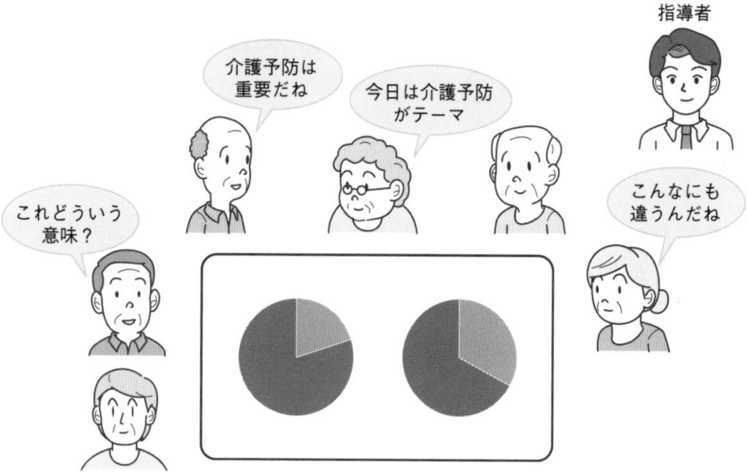

たとえば，参加者にグラフを見てもらい，何が読みとれるか，自由に意見を出し合ってもらう．

くなること《➡ Q14》，さらにこの低下速度抑制のためには運動習慣が重要であること《➡ Q21, 27》を理解していただくことが大切です．そのためには，一方的な指導だけでなく，自ら学んでいただくというアクティブラーニングという手法も重要で【図2】，近年ではこの手法による健康増進効果も示されるようになっています[1-3]．

参考文献

1) Uemura K, Yamada M, Okamoto H：Effects of Active Learning on Health Literacy and Behavior in Older Adults：A Randomized Controlled Trial. J Am Geriatr Soc, 66 (9)：1721–1729, 2018.
2) Uemura K, Kamitani T, Yamada M, Okamoto H：Longitudinal Effects of Active Learning Education on Lifestyle Behavior and Physical Function in Older Adults. J Am Med Dir Assoc, 22 (2)：459–463, 2021.
3) Uemura K, Yamada M, Okamoto H：The Effectiveness of an Active Learning Program in Promoting a Healthy Lifestyle among Older Adults with Low Health Literacy：A Randomized Controlled Trial. Gerontology, 67 (1)：25–35, 2021.

A

対象者本人の危機感が薄い場合には，いわゆる健康リテラシーを高める必要があります．身体機能の加齢変化の特性やその対策方法を理解することで，健康意識の改善につながります．そのためには，一方的な教育ではなく，対象者が自ら学ぶというアクティブラーニングも重要と考えられます．

Q23

運動にはどのような効果がありますか？

高齢者であっても，適切な運動を実施することで，しっかりと効果が得られることがわかっています．高齢者の場合には，運動の効果が得られにくい，運動しても意味がないと思われがちですが，そのようなことはありません．高齢者に対して運動を実施した多くの研究によって，様々な効果が認められることが示されています．ただし，そのような効果はあくまで**一時的**なものであり《➡ Q21》，効果を持続させるためには継続して運動を実施することが求められます．

高齢者に対する運動の効果は多岐にわたります．運動を実施することにより，筋力増強やバランス機能の改善といった効果，またはそれらに伴う**身体機能**の向上効果が得られるということはイメージしやすいところです．しかし，運動の効果はこれらに留まらず，**転倒・骨折予防**，日常生活の動作改善，さらには**認知機能**や**精神機能**の改善効果にまで及びます【図 1】[1]．

なお，運動実施に際しては，**運動指導者**が不在の条件よりも，**監視下・指導下**条件で実施するほうが効果は得られやすいといわれています[2]．これには，正しい方法で運動が実施されやすい，負荷や難易度の設定が適切に行われやすい，リスク管理が適切にできるなどの理由が考えられています．一方で，通いの場などでは，必ずしも運動指導者の監視下・指導下ではないものの，明確な介護予防効果が得られています《➡ Q44》．一見すると，矛盾したような結果と捉えられやすいですが，運動指導者不在であってもある程度の効果が得られること，逆に不在であったほうが高齢者自身による自立した活動継続につながりやすいことなども考えられます．つまり，高齢者に対して運動指導を行う際には，それぞれの環境に応じて，その**メリットとデメリット**の両者を考慮する必要があります．

図1　運動の効果

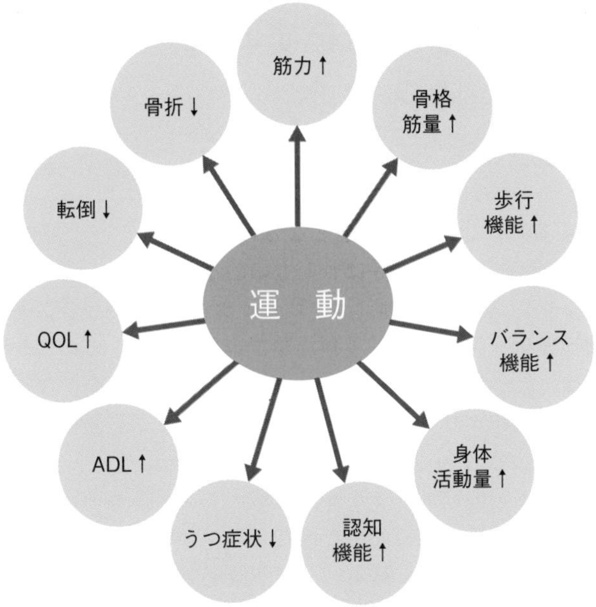

参考文献

1) 荒井秀典編：介護予防ガイド　平成30年度老人保健事業推進費等補助金（老人保健健康増進事業）「介護予防の取り組みによる社会保障費抑制効果および科学的根拠と経験を融合させた介護予防ガイドの作成」．メジカルビュー社，2019.

2) Lacroix A, Hortobágyi T, Beurskens R, Granacher U：Effects of Supervised vs. Unsupervised Training Programs on Balance and Muscle Strength in Older Adults：A Systematic Review and Meta-Analysis. Sports Med, 47 (11)：2341-2361, 2017.

A

高齢者が運動を実施することにより，身体機能の向上効果のみならず，転倒・骨折予防，日常生活の動作改善，認知機能や精神機能の改善効果など，多岐にわたる効果が期待できます．

Q24 どのような運動をすればよいでしょうか？

運動をする際，しばしば課題となるのが「どのような運動をすればよいか」という点です．運動と呼ばれるもののなかには，**レジスタンス運動**（いわゆる筋トレ），**有酸素運動**（エアロビック運動），**バランス運動**，**敏捷性運動**，**柔軟性運動**（ストレッチ運動）などがあります．このなかで柔軟性運動については，○○機能の強化というよりも，様々な運動の前後で行うウォームアップやクールダウンの一つとして用いられることが一般的です．

では，どのような運動種目を選択すべきでしょうか．もちろん，目的によって変更する必要はありますが，レジスタンス運動の有用性は高いと考えられます．各運動種目別の効果を検証したシステマティックレビューでは，レジスタンス運動によって基本的な身体機能向上が期待できることが示されています【表 1】[1]．また，**サルコペニア**対策《➡ Q3》として重要となる筋力・骨格筋量についてもレジスタンス運動の有用性が示されており[2]，レジスタンス運動は高齢者の身体機能向上に不可欠な要素といえそうです．

一方で，**日常生活動作**の改善や**転倒予防**など，より複合的な機能向上が求められる場合には，レジスタンス運動単独では効果に限界があります．そのような際には，レジスタンス運動のみならず，バランス運動やウォーキングなども組み合わせた**マルチコンポーネント運動**が効果的です【表 1】[1]．特に，バランス運動の要素は転倒予防に重要とされており[3]，レジスタンス運動やバランス運動などをうまく組み合わせたプログラム構成とすることが求められます．

表1　運動種目別の効果（文献1より）

○：介入効果あり，×：介入効果なし，—：検証できず

		レジスタンス運動	バランス運動	ウォーキング	マルチコンポーネント運動
予防に効果あり	入院	—	—	—	×
	要介護	—	—	—	—
	転倒	○	—	—	○
	転倒外傷	×	—	—	○
改善効果あり	QOL	○	—	—	×
	ADL	×	—	—	○
	うつ	○	—	—	×
	身体活動量	×	—	○	○
	SPPB	—	—	—	○
	移動能力	○	○	×	○
	握力	○	—	○	○
	下肢筋力	○	○	○	○
	立ち座り	×	○	×	○
	BBS	×	○	—	○
	片脚立位	×	×	×	○
	骨格筋量	○	—	×	×

QOL：quality of life（生活の質），ADL：activities of daily living（日常生活活動），SPPB：short physical performance battery, BBS：berg balance scale.

参考文献

1) 荒井秀典編：介護予防ガイド　平成30年度老人保健事業推進費等補助金（老人保健健康増進事業）「介護予防の取り組みによる社会保障費抑制効果および科学的根拠と経験を融合させた介護予防ガイドの作成」．メジカルビュー社，2019.

2) Borde R, Hortobágyi T, Granacher U：Dose-Response Relationships of Resistance Training in Healthy Old Adults：A Systematic Review and Meta-Analysis. Sports Med, 45 (12)：1693-1720, 2015.

3) Sherrington C, Michaleff ZA, et al：Exercise to prevent falls in older adults：an updated systematic review and meta-analysis. Br J Sports Med, 51 (24)：1750-1758, 2017.

A

基本的な身体機能向上を目指す場合には，レジスタンス運動が不可欠です．ただし，日常生活動作の改善や転倒予防など，より複合的な機能向上を求める場合には，複数の運動種目で構成されるマルチコンポーネント運動が有用です．

Q25 どのくらい運動をすればよいでしょうか？

運動の効果を最大限に高めるためには，運動種目《➡ Q 24》と**運動量**の設定が必要になります．たとえば，1 回あたり 1 時間の運動教室を，週に 1 回の頻度で，12 週間実施する，というような運動プロトコールが運動量に相当します．つまり，運動プログラムを組み立てる際には，1 回あたりの**実施時間**，**実施頻度**，**実施期間**の 3 つを適切に設定する必要があります．そして，これら 3 つを適切に設定するためには，どのような組み合わせが最適になるのか，検討する必要があります．

適切な運動量の指標として，**総実施時間**が有用となります．これまでに報告された運動介入研究を参考に運動プロトコールの設定を試みたところ，1 回あたりの実施時間，実施頻度，実施期間の組み合わせは数多く存在し，適切な組み合わせを探索することは困難であるという結論に至りました．そのなかで，これら 3 つの指標を乗じた値（1 回あたりの運動時間×1 週間あたりの実施頻度×実施期間（週））である総実施時間に着目すると，非常に有意義な情報が得られることがわかりました．つまり，総実施時間が**25 時間**を超えるような運動プロトコールにすることで（1 年以内で），各アウトカムへの効果が得られやすくなるということです【表 1】[1)]．

総実施時間を 25 時間以上確保できていれば，3 つの指標の組み合わせは**それぞれの環境に応じて**設定いただいてかまいません．たとえば，1 回あたりの運動時間が 30 分で，週に 1 回の頻度でしか実施できないという場合には，約 1 年間継続すれば総実施時間が 25 時間に到達します．また，1 回あたりの運動時間は 1 時間で週に 2 回の頻度で実施可能という場合には，約 3 カ月間で総実施時間は 25 時間に達します．このように，25 時間以上という目安のみを順守することで，エビデンスに基づいた運動プロトコールをそれぞれの環境に応じた形で設定することが可能となります．

表 1　運動総実施時間別の効果（文献 1 より）

○：介入効果あり，×：介入効果なし，—：検証できず

	8〜12 時間*	13〜24 時間*	25〜48 時間*	49〜72 時間*	73 時間以上*
入院	—	—	×	—	×
要介護	—	—	—	—	—
転倒	×	○	○	—	○
転倒外傷	—	—	○	—	×
QOL	—	○	○	×	×
ADL	—	×	×	—	○
うつ	—	○	×	×	×
身体活動量	—	—	×	—	○
SPPB	—	—	○	—	○
移動能力	○	×	○	○	×
握力	—	×	○	—	○
下肢筋力	○	○	○	○	○
立ち座り	×	○	○	×	○
BBS	—	×	○	—	○
片脚立位	○	○	○	×	×
骨格筋量	—	○	○	×	×

*ここでの総実施時間は，概ね 1 年以内を想定しています．

参考文献

1) 荒井秀典編：介護予防ガイド　平成 30 年度老人保健事業推進費等補助金（老人保健健康増進事業）「介護予防の取り組みによる社会保障費抑制効果および科学的根拠と経験を融合させた介護予防ガイドの作成」．メジカルビュー社，2019.

A

運動による各種アウトカムの改善効果を得るためには，総実施時間（① 1 回あたりの実施時間，②実施頻度，③実施期間を乗じた値）を 25 時間以上に設定する必要があります．25 時間以上という目安を順守できていれば，①〜③の組み合わせは，それぞれの環境に応じて自由に設定することができます．

Q26 ウォーキングはフレイル対策として効果が高い運動ですか？

「ウォーキングが最適な運動である」とは言い難いですが，ウォーキングが**貴重な運動手段**であることは間違いないと思います．地域在住高齢者の約5割が健康増進目的に週1回以上のウォーキングを実施しており《➡ Q22》，「ウォーキングが健康に何らかの良い影響を及ぼす」ということは広く知れ渡っています．実際，ウォーキングが様々な**有害健康転帰の発生抑制**に効果的であることがシステマティックレビューからも報告されています[1)]．なかでも，ウォーキングによって，**死亡リスク**を低減できるというという効果が注目されており，多くの研究でその有用性が報告されています[2, 3)]．

では，毎日どの程度の歩数が必要とされているのでしょうか．代表的な歩数の指標に**7,000 歩**があります．このような歩数が示されると，「毎日7, 000歩以上，歩かなければいけない」と思われがちですが，そうではありません．これらの数値は死亡リスク低減の情報を基に示されており，それらによると7, 000 歩までは歩数の増加に伴い死亡リスクを抑制させることが可能であるが，7, 000 歩以上になると**その効果は頭打ち**になってしまうことが示されています【図 1】．つまり，7, 000 歩までは，2, 000 歩よりも3, 000歩，4, 000歩よりも5, 000 歩と段階的に歩数を増やしていくことが重要となります．

図 1　**ウォーキングの効果のイメージ**

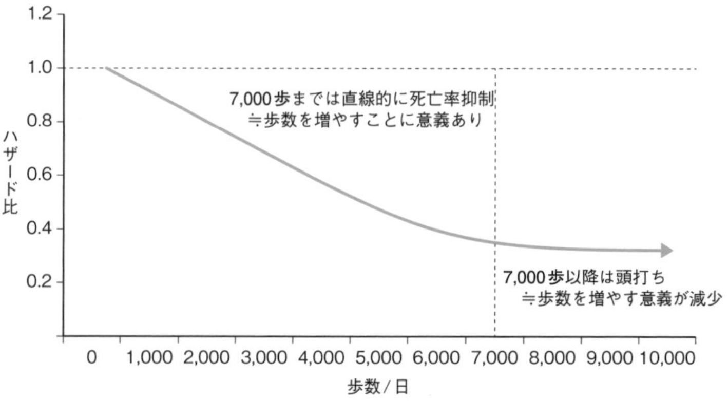

図 2　ウォーキング時に活動する筋

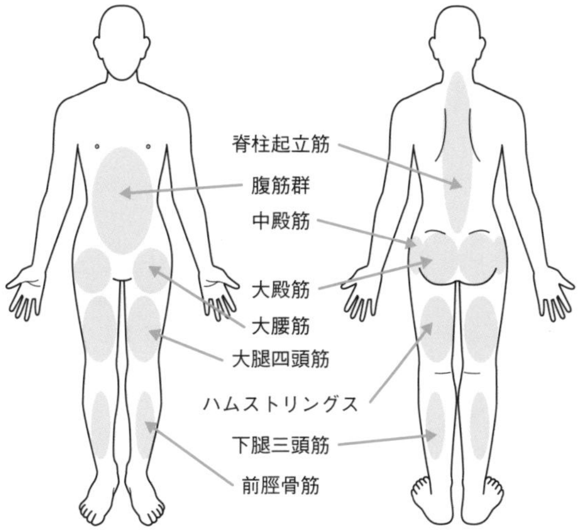

フレイル対策においても同様のことがいえそうです．歩数の増加に伴い**フレイルの有病割合**は減少することが示されており[4]，ウォーキングがフレイル対策に有用となる可能性が示されています．そもそも，歩行という運動は，加齢による影響を受けやすい**抗重力筋**《➡ Q15》の多くを動員した全身運動です【図 2】．もちろん，ウォーキングによって全身の筋力が強化されるということは考えにくいですが，ウォーキングによって歩行に必要となる筋力の維持にはつながると考えられます．

参考文献

1) Hall KS, Hyde ET, et al：Systematic review of the prospective association of daily step counts with risk of mortality, cardiovascular disease, and dysglycemia. Int J Behav Nutr Phys Act, 17：78, 2020.
2) Lee IM, Shiroma EJ, et al：Association of Step Volume and Intensity With All-Cause Mortality in Older Women. JAMA Intern Med, 179：1105-1112, 2019.
3) Saint-Maurice PF, Troiano RP, et al：Association of Daily Step Count and Step Intensity With Mortality Among US Adults. JAMA, 323：1151-1160, 2020.
4) Watanabe D, Yoshida T, et al：Objectively Measured Daily Step Counts and Prevalence of Frailty in 3, 616 Older Adults. J Am Geratr Soc, 68：2310-2318, 2020.

A

ウォーキングがフレイル対策として最適な運動であるとは言い難いですが，その有効性，簡便性，継続性などを考慮すれば，フレイル対策として貴重な運動の一つといえます．段階的に少しずつ日々の歩数を増加させることが重要です．

Q27 運動していれば身体機能は向上し続けますか？

運動は継続することが重要ですが《➡ Q21》，継続することで各機能が向上し続けるわけではありません．通いの場《➡ Q44》などで複数年にわたって**継続**して運動を実施している高齢者は多くいますが，半年や1年間隔で身体機能を計測すると，想定していたような身体機能向上効果が得られていないと感じる場合も少なくないと思います．このような場合，運動のモチベーションを維持していただくためにも適切なフィードバックが特に必要になります．

実際，運動を継続して実施している場合に，身体機能の向上効果は得られにくくなるのでしょうか．5年間継続して通いの場へ参加し運動を行っている高齢者の身体機能を1年ごとに計測したところ，その機能向上効果は参加開始1〜2年で頭打ちになっていました．なお，頭打ちとなった身体機能は，**前期高齢者**では5年目もそのまま維持していましたが【図1】，**後期高齢者**では3年目以降に低下に転じていることも示されました【図2】．つまり，後期高齢者では，運動を継続していても加齢変化に抵抗することが徐々に難しくなることが示されています．このように，運動を継続していても身

図1　前期高齢者における通いの場参加者の身体機能の推移

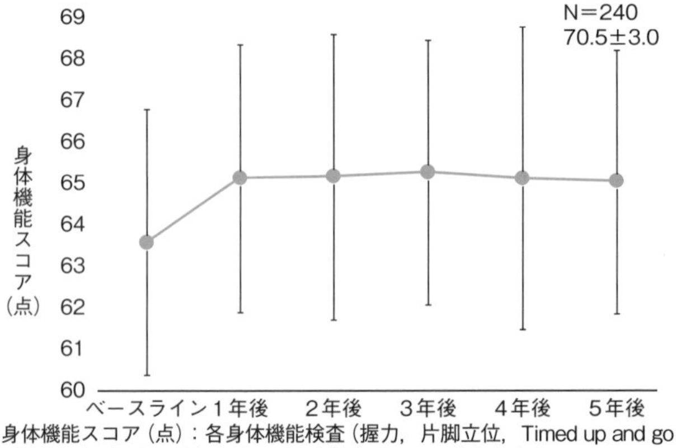

身体機能スコア（点）：各身体機能検査（握力，片脚立位，Timed up and go test，5回立ち上がりテスト）より，100点満点でスコア化したもの．

図2　後期高齢者における通いの場（参加者の身体機能の推移）

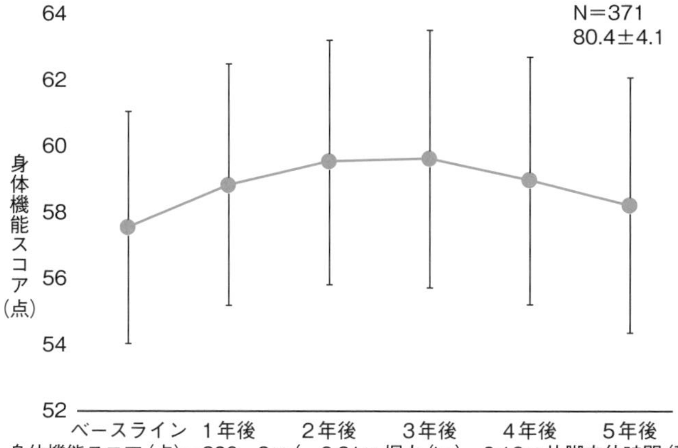

身体機能スコア（点）＝200−2×（−0.31×握力（kg）−0.12×片脚立位時間（秒）＋0.33×Timed up and go test（秒）＋0.33×5回立ち上がりテスト（秒）−0.54×性別（男性：1，女性：2）＋77.87）

体機能は向上し続けることは難しいこと，場合によっては運動を実施していても身体機能の低下もあり得ることを理解しておくことが大切になります．

では，運動の継続はあまり意味がないということになるのでしょうか．決してそんなことはありません．確かに，身体機能は，前期高齢者でも維持，後期高齢者になると低下していますが，運動を実施していなければもっと早い速度で低下することがわかっています《➡ Q42》．そのため，**加齢による身体機能低下の速度を緩やかに**できているだけでも十分に効果があるといえます．

A

運動の継続は重要ですが，継続しているからといって身体機能が向上し続けるということは考えにくいです．対象が高齢者の場合には，加齢変化の影響も加わるため，場合によっては運動を継続していても身体機能が低下していることもあります．

Q28 大腿四頭筋の強化方法には どのようなものがありますか？

大腿四頭筋は大腿前面にある大きな筋で，主に膝関節伸展作用を有します．この筋は日常生活の様々な場面で作用しますが，なかでも，**歩行**，**立ち上がり・座り動作**，**階段昇降動作**などで重要になります．この筋の筋力低下は要介護の発生に直結することになるため，フレイル対策や介護予防としてこの筋の強化は重要になります．ここでは，大腿四頭筋の強化として，身体機能レベルに応じた3つの方法を紹介します【図1】．

(A) タオルを用いた膝伸展運動（レベル★☆☆）

① 両手でしっかりと把持したタオルを足底に引っ掛けます．
② 膝関節軽度屈曲位から開始します．
③ 膝関節を伸展するように力を入れます（5秒間程度力を入れ続けます）．
④ 膝関節が伸展しないよう，タオルで抵抗をかけます．
⑤ これを10回3セット実施します．

(B) 椅子に座って下肢挙上運動（レベル★★☆）

① 膝関節軽度屈曲位で固定します．
② 膝関節の角度を変えずに，そのまま下肢全体を挙げます．
③ 状態に合わせて2～5秒* 程度かけて挙げ，2～5秒* 程度かけて降ろします．
④ これを10回3セット実施します．

*時間が長い方が負荷が強くなります．

(C) 空気椅子運動（レベル★★★）

① 椅子から立ち上がろうとして，殿部が離床したところで静止します．
② この状態で10～30秒程度静止します（空気椅子の状態を保持します）．
③ これを3セット実施します．

図 1　大腿四頭筋の強化方法

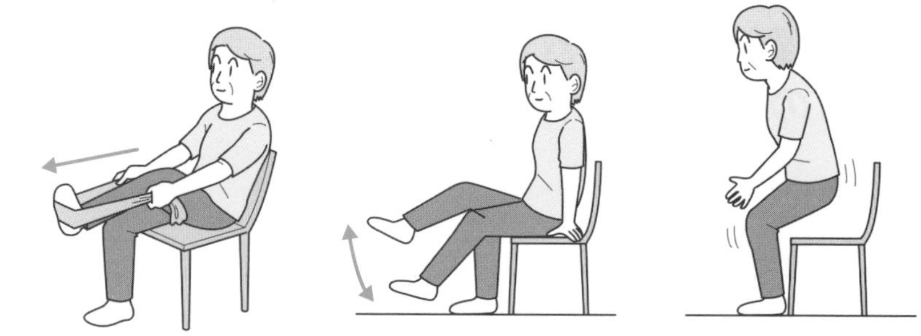

(A) タオルを用いた膝伸展運動　(B) 椅子に座って下肢挙上運動　(C) 空気椅子運動

一言メモ　機能レベル

運動を実施する際には，①転倒などの有害事象を回避し安全に実施すること，②適切な負荷（強度・難易度）を与えること，という相反する 2 つの目的を達成することが大切です．そのため，各運動を実施する際には，個々の機能レベルに応じたプログラムを提供することが求められます．ここでは★の数で機能レベルを表しており，★☆☆はフレイル高齢者（動作遂行が不安定），★★☆はプレフレイル高齢者（動作遂行がやや安定性を欠く），★★★はロバスト高齢者（動作遂行に問題なし）に適した運動を示します．

A

大腿四頭筋を強化方法する方法としては，機能レベルに応じて次の 3 つがあります．(A) タオルを用いた膝伸展運動（レベル★☆☆），(B) 椅子に座って下肢挙上運動（レベル★★☆），(C) 空気椅子運動（レベル★★★）．

Q29 大殿筋の強化方法にはどのようなものがありますか？

大殿筋は殿部にある大きな筋で，主に股関節伸展作用を有します．この筋は，**立ち上がり・座り動作や階段昇降動作**などで重要な役割を担っています．この筋の筋力低下は要介護の発生に直結することになるため，フレイル対策や介護予防として強化することは重要になります．ここでは，大殿筋の強化として，2つの方法を紹介します【図1】．なお，大腿四頭筋の強化として紹介している空気椅子運動《➡ Q28》も大殿筋の強化として有用です．これらの運動については，機能レベルに応じて実施するというよりは，環境（あおむけになれる環境か，椅子やボールがある環境かなど）に応じて選択してください．

(A) 仰臥位（あおむけ）で行う大殿筋強化運動

① 仰臥位で両膝を屈曲した状態で開始します*．
　このとき，両腕は胸の前で組んでおきます．

② 大腿部と体幹部が一直線になるまで殿部を挙げます．

③ これを10回3セット実施します．

*余裕がある場合には，片脚を浮かせた状態（膝関節伸展挙上位）で実施します．

(B) 座位で行う大殿筋強化運動

① 椅子座位にて，片脚ずつ実施します．

② ゴムボール（空気を減らしたバレーボール大程度のゴムボール）や丸めたタオルを大腿部と座面の間に挿入します．

③ ゴムボール（タオル）を大腿部で押しつぶすように，股関節伸展方向へ力を入れます（5秒間程度力を入れ続けます）．

④ これを10回3セット実施します．

図 1　大殿筋の強化方法

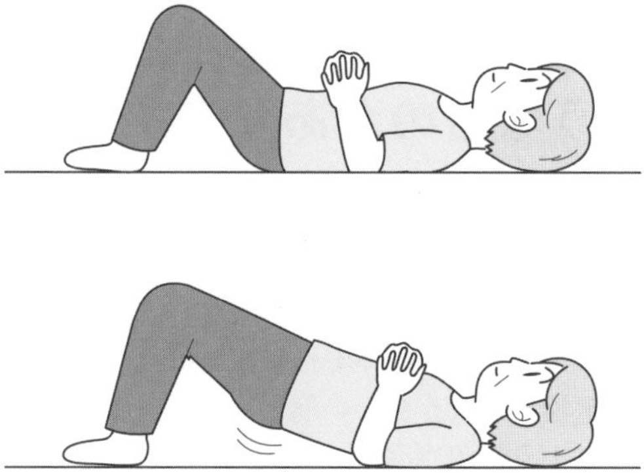

（A）仰臥位で行う大殿筋強化運動

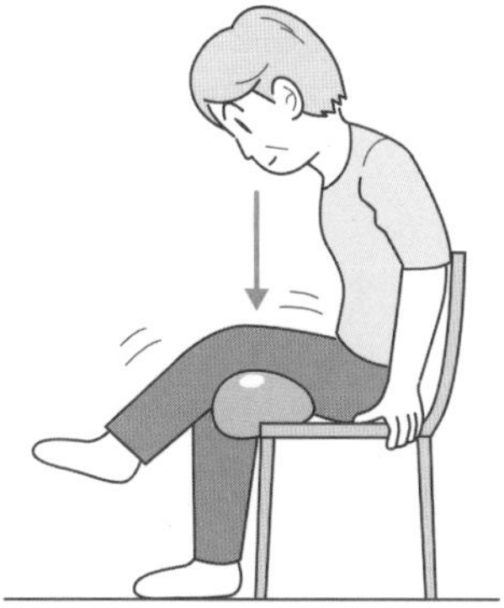

（B）座位で行う大殿筋強化運動

A

大殿筋を強化方法する方法としては，環境に応じて次の 2 つがあります．（A）仰臥位で行う大殿筋強化運動，（B）座位で行う大殿筋強化運動．

Q30 股内外転筋の強化方法にはどのようなものがありますか？

股内外転筋は股関節の内・外側にそれぞれ存在する筋で，主に骨盤の安定性に寄与しています．片脚で身体を保持する際などに重要な役割を果たしており，**歩行の安定性**には欠かせない筋となっています．ここでは，股内転筋と外転筋のそれぞれの強化方法について紹介します【図 1】．なお，バランス機能向上のための運動《➡ Q32》もこれらの筋の強化として有用です．

(A) 座位で行う内転筋強化運動

① 椅子座位にて左右の内転筋を同時に強化します．
② ゴムボール（バレーボール程度のゴムボール）や丸めたタオルを両大腿で挟みます．
③ ゴムボール（タオル）を両大腿内側部で押しつぶすように，股関節内転方向へ力を入れます（5 秒間程度力を入れ続けます）．
④ これを 10 回 3 セット実施します．

(B) 座位で行う大殿筋強化運動

① 椅子座位にて左右の外転筋を同時に強化します．
② タオルで輪を作り，両大腿を外側から囲います．
③ タオルは両手でしっかりと把持し，両大腿でタオルを引き伸ばすように，股関節外転方向へ力を入れます（5 秒間程度力を入れ続けます）．
④ これを 10 回 3 セット実施します．

図 1　股関節内転筋の強化方法

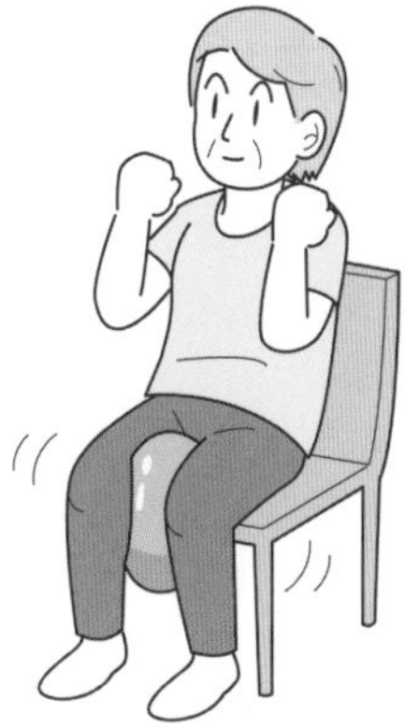

(A) 座位で行う内転筋強化運動

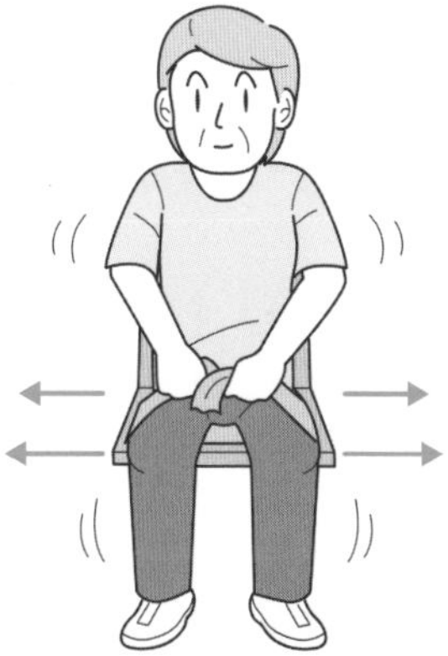

(B) 座位で行う大殿筋強化運動

A

股内外転筋を強化方法する方法としては，次の 2 つがあります．(A) 座位で行う内転筋強化運動，(B) 座位で行う大殿筋強化運動．

Q31 体幹筋の強化方法にはどのようなものがありますか？

体幹筋はいわゆる胴体にあたる部分で，姿勢の保持に重要となります．体幹には抗重力筋と呼ばれる**姿勢保持**に重要な筋がありますが，これらは加齢によって低下しやすく《➡ Q15》，姿勢不良や動作制限の原因となります．ここでは 2 種類の強化方法について紹介します【図 1】．

(A) 仰臥位（あおむけ）で行う体幹筋強化運動

① 仰臥位で両膝を屈曲した状態で開始します．両腕は軽く前に出した状態としておきます．
② ゆっくりと，おへそを見るように頭部を挙げます．肩甲帯が軽く離床する程度まで持ち上がれば十分です．
③ 状態に合わせて 2〜5 秒* 程度かけて挙げ，2〜5 秒* 程度かけて降ろします．
④ これを 10 回 3 セット実施します．

*時間が長い方が負荷が強くなります．

(B) 伏臥位（うつぶせ）で行う体幹筋強化運動

① 伏臥位でオンエルボー（肘立ち）状態から開始します．
② つま先と前腕で身体を支えるように，おへそを離床させます．
③ 体幹と下肢が一直線になるまで持ち上げ，この状態を保持します．
④ 状態に合わせて 10〜30 秒* 程度保持し，ゆっくり降ろします．
⑤ これを 3 セット実施します．

*時間が長い方が負荷が強くなります．

図1　体幹筋の強化方法

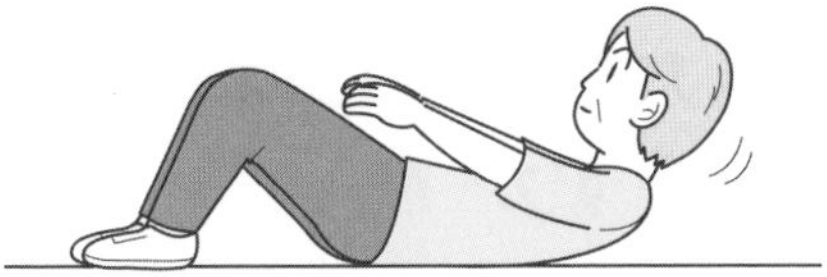

(A) 仰臥位で行う体幹筋強化運動

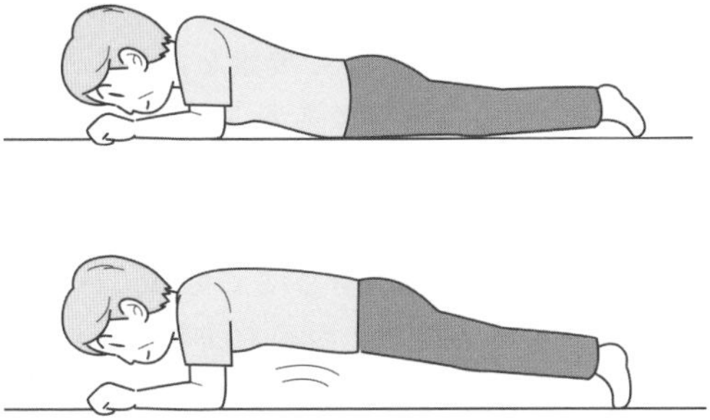

(B) 伏臥位で行う体幹筋強化運動

A

体幹筋を強化方法する方法としては，次の2つがあります．(A) 仰臥位で行う体幹筋強化運動，(B) 伏臥位で行う体幹筋強化運動．

Q32 バランス能力の向上にはどのような方法がありますか？

バランス能力は，筋力や持久力，敏捷性と並び，主要な身体機能の一つです．特に，このバランス能力の強化は**転倒予防**に不可欠とされており，トレーニング実施の際には，次の3つの要素を含むことが重要とされています[1)]：①重心移動を伴うような運動であること，②支持面が狭い運動であること，③上肢の支持が最小限であること．ただし，バランス能力向上に向けた運動は転倒する危険性も高まることから，決して無理をせず，**安全性を確保**したうえで実施することが必要です．ここでは，バランス能力の強化方法として，身体機能レベルに応じた2つの方法を紹介します【図1】．なお，いずれの運動も股関節外転筋の強化《➡ Q30》にも有用となります．

(A) サイドステップ運動（レベル★☆☆）

① 椅子の背もたれや壁に手を添えた状態で行います*．
② 開始位置から左足を左方向へ肩幅程度サイドステップし，右足を添えます．
③ 右足を右方向へ肩幅程度サイドステップし，左足を添えます（開始位置へ戻る）
④ これを10往復繰り返し，3セット実施します．

*手を添えなくも安全に実施できる場合は不要です．

(B) 片脚立位運動（レベル★★☆）

① 椅子の背もたれや壁に手を添えた状態で行います．
② 支持物と反対側の下肢を浮かし，大きく円形にスイングします（強化されるのは支持脚）．
③ 5回時計回り，5回反時計回りとスイングの方向を変更しながら行います．
④ 状態に合わせて30～60秒間程度実施します．
⑤ これを左右脚ともに3セット実施します．

図 1　バランス機能の強化方法

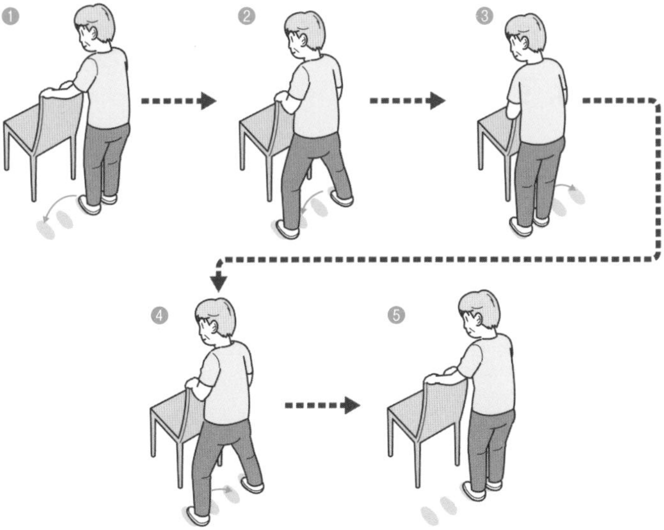

(A) サイドステップ運動

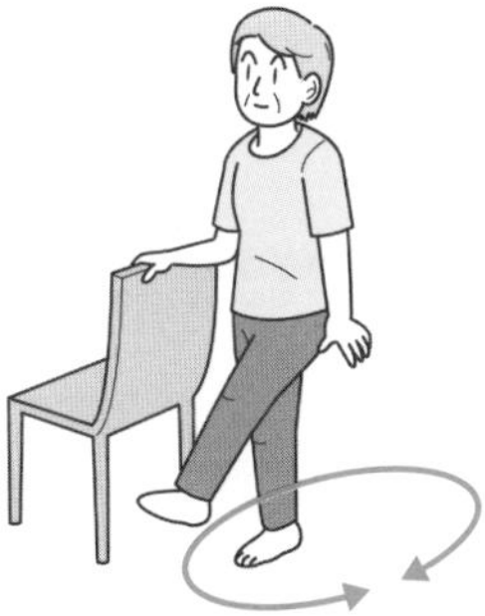

(B) 片脚立位運動

参考文献

1) Sherrington C, Michaleff ZA, et al：Exercise to prevent falls in older adults：an updated systematic review and meta-analysis. Br J Sports Med, 51 (24)：1750–1758, 2017.

A

バランス能力を強化方法する方法としては，機能レベルに応じて次の2つがあります．(A) サイドステップ運動（レベル★☆☆），(B) 片脚立位運動（レベル★★☆）．

Q33

持久力の向上にはどのような方法がありますか？

持久力は，筋力やバランス能力，敏捷性と並び，主要な身体機能の一つです．持久力の低下は，**生活範囲の狭小化**，**外出頻度の減少**にもつながり，**社会的フレイル**《➡ Q13》へとつながりやすいと考えられます．ここでは，持久力の強化方法として，身体機能レベルに応じた２つの方法を紹介します【図 1】．

(A) 椅子座位で行うステップ運動（レベル★★☆）

① 椅子座位で行います．

② 余裕があれば，やや浅めに座り背中を背もたれに接触しないようにします*．

③ 左右交互にステップ運動を繰り返します．

④ リズムを崩さないよう，一定のリズムで行います．

⑤ 状態に合わせて 1～5 分程度を目安に実施します（好きな音楽一曲分などでもかまいません）．

*困難な場合は，背もたれに寄りかかって実施してもかまいません．

(B) 踏み台を用いたステップ運動（レベル★★★）

① 踏み台を用いて行います（階段でもかまいません）．

② 右足から登り，右足から降りる，というステップを 1～5 分間実施します．

③ そのまま，左足から登り，左足から降りる，というステップを 1～5 分間実施します．

④ 状態に合わせて 2～10 分間程度を目安に実施します．

図1 持久力の強化方法

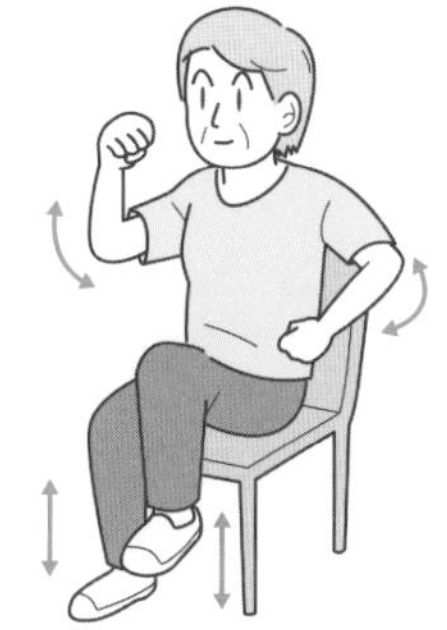

(A) 椅子座位で行うステップ運動

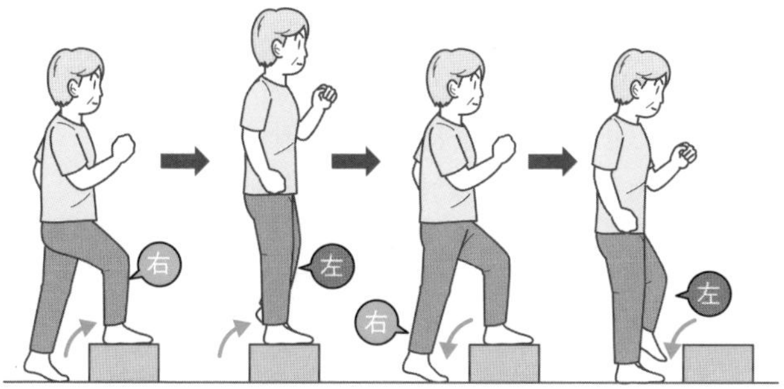

(B) 踏み台を用いたステップ運動

A

持久力を強化方法する方法としては，機能レベルに応じて次の 2 つがあります．(A) 椅子座位で行うステップ運動（レベル★★☆），(B) 踏み台を用いたステップ運動（レベル★★★）．

Q34 敏捷性の向上にはどのような方法がありますか？

敏捷性は，筋力や持久力，バランス能力と並び，主要な身体機能の一つです．敏捷性の低下は，「とっさの一歩」という**ステッピング反応**の低下つながり，**転倒**を引き起こしやすくなると考えられます．ここでは，敏捷性の強化方法として，2つの方法を紹介します【図1】．

(A) 椅子座位で行う高速ステップ運動

① 椅子座位で行います．
② できるだけ速く小刻みにステップを繰り返します．
③ 状態に合わせて10〜30秒間行います．
④ これを3セット実施します．

(B) 椅子座位で行う高速サイドステップ運動

① 椅子座位で行います．
② できるだけ速く脚の開閉ステップを繰り返します．
③ 状態に合わせて10〜30秒間行います．
④ これを3セット実施します．

図１ 敏捷性の強化方法

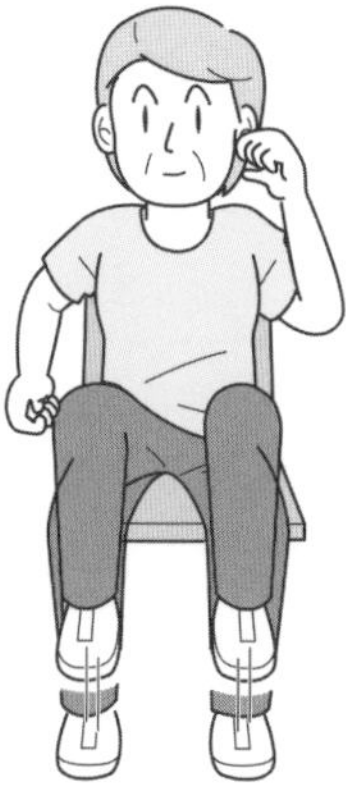

(A) 椅子座位で行う高速ステップ運動

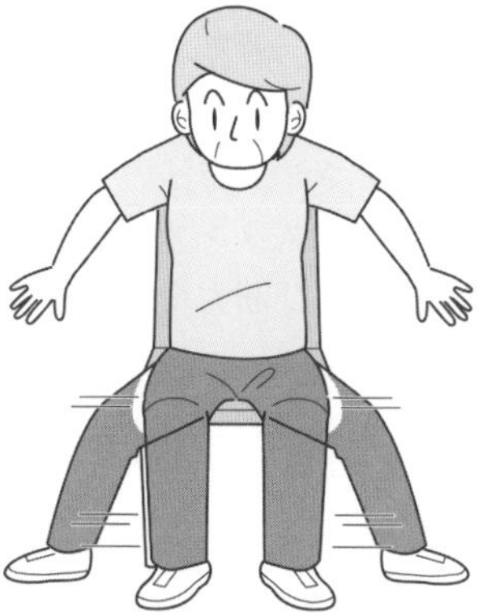

(B) 椅子座位で行う高速サイドステップ運動

A

敏捷性を強化方法する方法としては，次の２つがあります．(A) 椅子座位で行う高速ステップ運動，(B) 椅子座位で行う高速サイドステップ運動．

Q35 なぜ，たんぱく質の摂取が必要ですか？

加齢に伴い骨格筋量や筋力が低下すると《➡ Q14》，**サルコペニア**《➡ Q3》と呼ばれる状態になりやすくなります．この骨格筋の加齢変化には，様々な要因があげられていますが，そのなかで可変的な要因とされるのが**運動**と**栄養**です【図 1】[1]．特に，レジスタンス運動《➡ Q24》とたんぱく質の摂取が重要とされており，両者を強化しながらサルコペニア・フレイル対策を推進することが求められています．

高齢になると，**筋タンパク**の**同化抵抗性**（筋肉がつくられにくくなる状態）が認められるようになります．そのため，たとえ高齢者が若年者と同じような運動を実施したとしても，若年者と同じようなレベルで筋タンパクの合成促進を期待することは難しいとされています【図 2】[2]．そのようななかで，この同化抵抗性を改善させる方法の一つとして，たんぱく質の摂取があげられており，実際に，レジスタンス運動とたんぱく質の摂取を**併用した介入**によって骨格筋量増加および筋力増強効果が期待できることが示されています[3]．

図 1　骨格筋の加齢変化に影響する要因（文献 1 より）

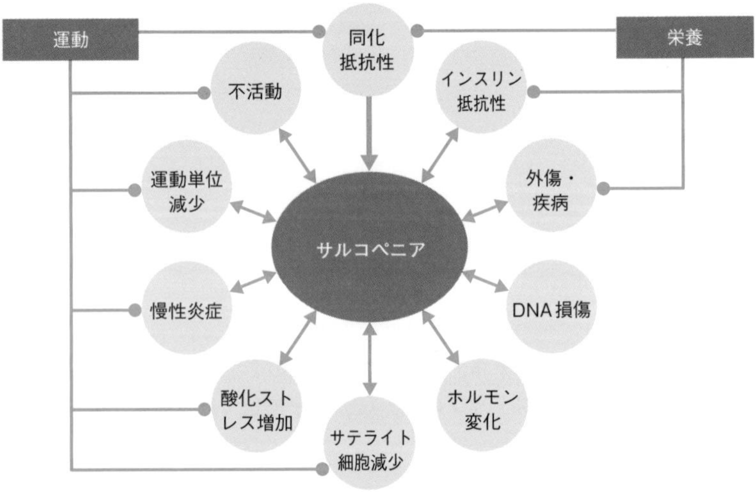

図2　**筋タンパクの同化抵抗性**（文献2より）

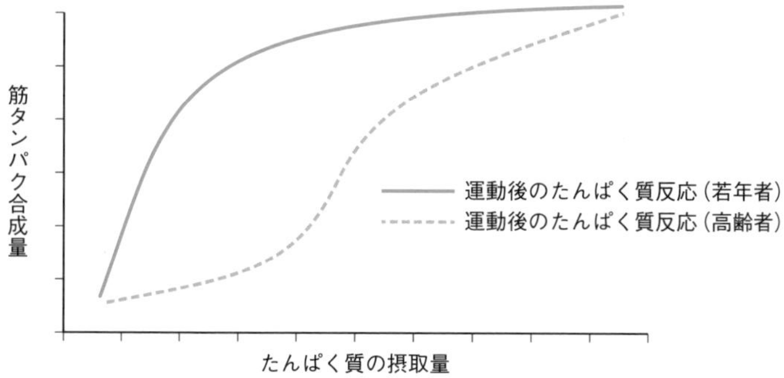

では，どのような高齢者であっても，たんぱく質の摂取を強化する必要があるのでしょうか．実は，そんなことはありません．対象が**フレイル高齢者**の場合には，たんぱく質の摂取の効果が明確に示されていますが，**非フレイル高齢者**（健常高齢者）の場合には明確な効果が示されていません[4]．この理由として，ベースとなる日常の食事の影響が考えられており，フレイル高齢者では食事から十分なたんぱく質が摂取できておらず，たんぱく質強化の上乗せ効果が得られやすいとされています．一方で，非フレイル高齢者では食事から十分なたんぱく質を摂取できているため，たんぱく質強化の影響が得られにくいと考えられています．

参考文献

1) Dickinson JM, Volpi E, Rasmussen BB：Exercise and nutrition to target protein synthesis impairments in aging skeletal muscle. Exerc Sport Sci Rev, 41 (4)：216–223, 2013.
2) Dideriksen K, Reitelseder S, Holm L：Influence of amino acids, dietary protein, and physical activity on muscle mass development in humans. Nutrients, 5 (3)：852–876, 2013.
3) Liao CD, Tsauo JY, et al：Effects of protein supplementation combined with resistance exercise on body composition and physical function in older adults：a systematic review and meta-analysis. Am J Clin Nutr, 106 (4)：1078–1091, 2017.
4) Ten Haaf DSM, Nuijten MAH, et al：Effects of protein supplementation on lean body mass, muscle strength, and physical performance in nonfrail community-dwelling older adults：a systematic review and meta-analysis. Am J Clin Nutr, 108 (5)：1043–1059, 2018.

A

加齢に伴い，筋タンパクの同化抵抗性が認められるようになり，この抵抗性改善のためにはレジスタンス運動とたんぱく質の摂取が重要となります．特に，フレイル高齢者では，食事から十分なたんぱく質を摂取できていない場合が多いため，適切なたんぱく質の摂取によって骨格筋量および筋力の維持に努めることが重要となります．

Q36 たんぱく質はいつ摂ればよいでしょうか？

フレイル対策・介護予防をするなかで，たんぱく質を強化することは重要ですが《➡ Q35》，しばしば課題となるのがその**タイミング**です．一般的に，たんぱく質を強化するタイミングとして運動直後が推奨されています．これは，運動後1〜2時間で**筋タンパク合成**が促進されるので[1]，このときに血中の**アミノ酸濃度**を高く維持しておくことが理想とされるためです【図1】．若年者では，たんぱく質を摂取してから1〜2時間後に血中アミノ酸濃度がピークに達するため，運動後にたんぱく質を摂取することは有用といえます[2]．一方，高齢者では，たんぱく質を摂取してから血中アミノ酸濃度がピークに到達するまでに3時間を要しており[2]，運動後に摂取することがベストのタイミングとは言い難いと思います．

では，対象が高齢者の場合には，どのタイミングでたんぱく質を強化するのが理想となるのでしょうか．最近では，朝，昼，夕の**3食**ともにしっかりとたんぱく質を摂るという基本的な考え方があらためて重視されています．特に，朝食や昼食時のたんぱく質摂取量が少ない傾向にあることが課題とされ【図2】[3]，これらの食事の際のたんぱく質の強化が重要とされています．興味深いことに，3食の合計たんぱく質の摂取量が同じであっても，3食のたんぱく質

図1　**運動後の筋タンパク合成とたんぱく質摂取後の血中必須アミノ酸濃度**（文献1，2より）

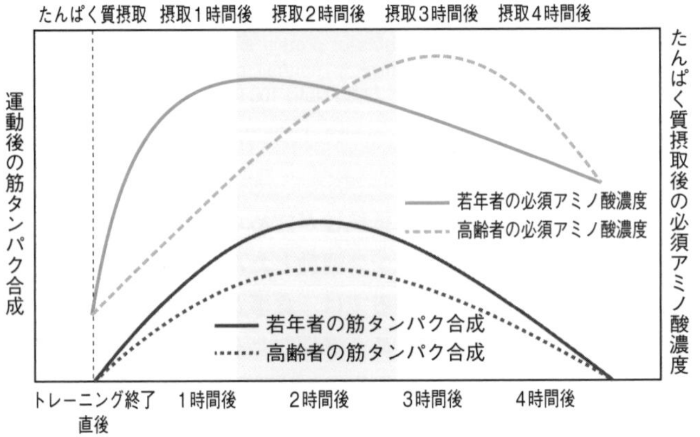

の摂取量が均一なのか不均一なのかによって筋タンパク合成が異なることも示されています[4]．これらより，3食**バランスよくたんぱく質を摂ること**がフレイル対策・介護予防に有用といえます．

図2　**3食のたんぱく質の摂取量**（文献3より）

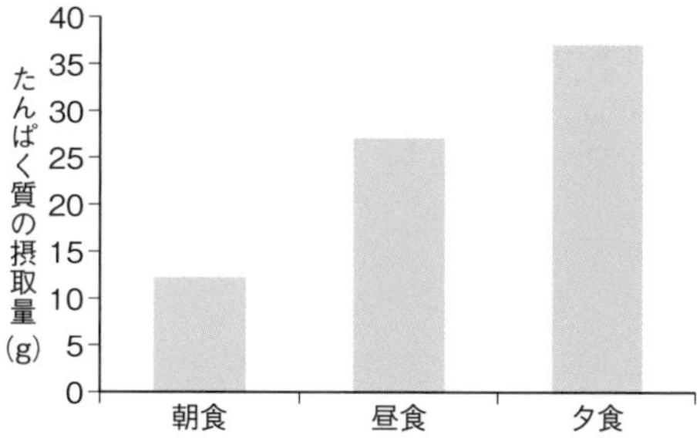

一言メモ

朝食の重要性

3食のなかでも，特に少なくなりがちな朝食を重視する意見が多くあります．たとえば，糖尿病患者を対象とした予測モデルを用いた検討では，夕食時のたんぱく質エネルギーの5%を朝食に回すことで死亡リスクを有意に減少させる可能性が示されています[5]．また，小児を対象とした研究では，1日あたりのたんぱく質の摂取量は同等であっても，朝食時のたんぱく質を強化することで，筋タンパク合成が促進されやすいことが示されています[6]．

参考文献

1) Kumar V, Selby A, et al：Age-related differences in the dose-response relationship of muscle protein synthesis to resistance exercise in young and old men. J Physiol, 587 (1)：211-217, 2009.
2) Milan AM, D'Souza RF, et al：Older Adults Have Delayed Amino Acid Absorption after a High Protein Mixed Breakfast Meal. J Nutr Health Aging, 19 (8)：839-845, 2015.
3) Paddon-Jones D, Campbell WW, et al：Protein and healthy aging. Am J Clin Nutr, 101 (6)：1339S-1345S, 2015.
4) Mamerow MM, Mettler JA, et al：Dietary protein distribution positively influences 24-h muscle protein synthesis in healthy adults. J Nutr, 144 (6)：876-880, 2014.
5) Han T, Gao J, et al：The Association of Energy and Macronutrient Intake at Dinner Versus Breakfast With Disease-Specific and All-Cause Mortality Among People With Diabetes：The U.S. National Health and Nutrition Examination Survey, 2003-2014. Diabetes Care, 43 (7)：1442-1448, 2020.
6) Karagounis LG, Volterman KA, et al：Protein Intake at Breakfast Promotes a Positive Whole-Body Protein Balance in a Dose-Response Manner in Healthy Children：A Randomized Trial. J Nutr, 148 (5)：729-737, 2018.

A

対象が高齢者の場合には，運動のタイミングに合わせるのではなく，3食バランスよくたんぱく質を摂取することが大切です．特に朝食や昼食が少なくなりやすいので，そこを補うようにたんぱく質を強化することが重要になります．

Q37
たんぱく質はどのくらい摂ればよいでしょうか？

たんぱく質の強化は，筋タンパク合成促進に不可欠であり《➡ Q35》，フレイル対策・介護予防に重要になりますが，どのくらい摂取すればよいのでしょうか．厚生労働省が報告している「**日本人の食事摂取基準** 2020 年版」[1] によると，フレイル対策・介護予防を目的とした場合，少なくとも体重 1 kg あたり 1.0 g のたんぱく質を毎日摂取することが望ましいとされています（1.0 g/kg/日）．つまり，体重が 60 kg の方であれば，毎日 60 g 以上のたんぱく質を摂取することが求められます．このようにたんぱく質摂取の推奨量は示されていますが，高齢者自身で日々の食事のたんぱく質量を把握することは難しく，もう少し生活に取り入れやすい指標が必要になります．

このようななかで，**手ばかり栄養法**や**食品目数**のカウント，**栄養成分表示**の確認などは有用な方法になります．手ばかり栄養法とは，自身の掌を秤として用い，栄養コントロールを行うもので，たんぱく質を多く含む食材が両手の掌にのるくらい（厚みも手と同じくらい）が 1 日分の目安になります【図 1】．食品目

図 1　**手ばかり栄養法**

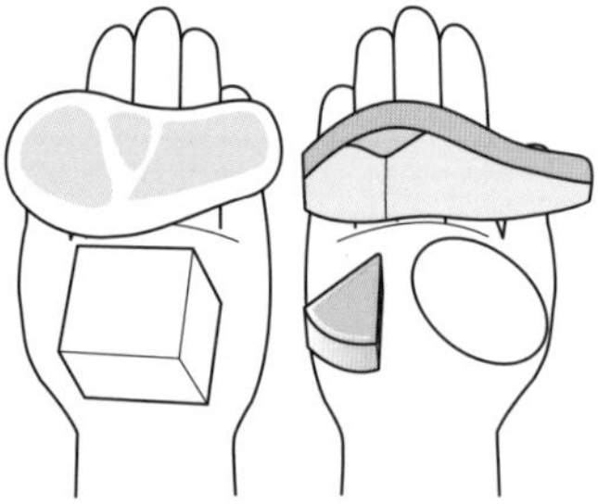

一言メモ　**1 日の目安を 3 食で**

たんぱく質は 3 食バランスよく摂取する《➡ Q36》ことが重要になるため，ここで示した生活に取り入れやすい工夫を 3 分割して考える必要があります．たとえば，掌にのるくらいの食材を 3 等分することや，3 食ともに 10 品目以上の摂取を意識することが必要です．「夕食の一部を翌日の朝食に回す」などの工夫によって，3 食のバランスの均一化が図りやすく，また経済的負担を高めることなく良好なたんぱく質の摂取につながります．

図2　食品目数とたんぱく質の摂取量

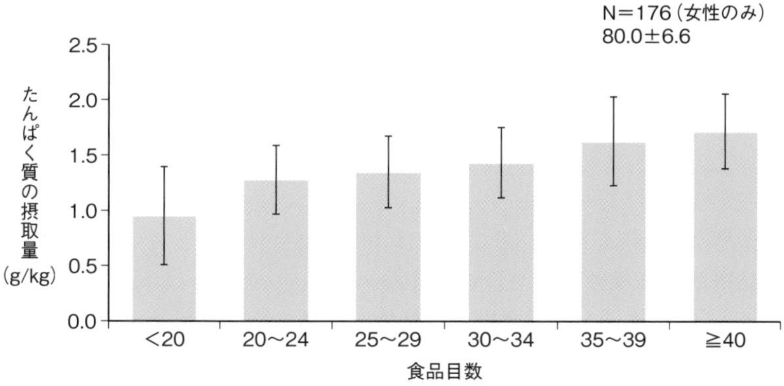

数とたんぱく質の摂取量は比例関係にあり，食品目数の増加に伴いたんぱく質摂取量も増加するという関係が認められます【図2】．最低でも1日に20品目，可能であれば30品目以上の摂取を目標にするとよいです．また，スーパーやコンビニエンスストアに陳列してある食品には，栄養成分表示の記載があります【図3】．ここにはたんぱく質含有量も記載してあることから，これを目安に買い物をすることもお勧めです．

図3　栄養成分表示

栄養成分表示（1個○gあたり）	
熱量	○○○kcal
たんぱく質	○○○g
脂質	○○○g
炭水化物	○○○g
食塩相当量	○○○g

参考文献

1) 厚生労働省：日本人の食事摂取基準（2020年版）．https://www.mhlw.go.jp/stf/newpage_08517.html

A

フレイル対策・介護予防を目的とする場合には，少なくとも体重1kgあたり1.0gのたんぱく質を毎日摂取することが望ましいとされています（1.0g/kg/日）．この摂取量をわかりやすく日常生活に取り入れるために，手ばかり栄養法や食品目数のカウント，栄養成分表示の確認などが有用です．

Q38

食品摂取の多様性は重要ですか？

食品摂取状況が多様であることは，健康維持に重要と考えられています．**食品摂取の多様性得点**（DVS：dietary variety score）という判定方法があり[1]，これによって食品摂取の多様性を評価することができます．これは，①肉類，②魚類，③卵，④大豆製品，⑤乳製品，⑥緑黄色野菜，⑦海藻類，⑧いも類，⑨果物，⑩油を使った料理，という計 10 食品群の摂取頻度により評価を行うものです【図 1】．「ほぼ毎日食べる」場合に 1 点，それ未満は 0 点とし，総合点で食品摂取の多様性を**数値化**します．この得点の増加（食品摂取の多様）に伴い，**骨格筋量**や**身体機能**が良好であること/維持されやすいことなどが示されています[2,3]．

食品摂取の多様性にはいくつかの要因が関係します．たとえば，**社会的**な制約，**地理的**な制約，**口腔機能**や**身体機能**の低下などがあげられます．また社会的要因となる**外出頻度**と**独居**《➡ Q40》も食品摂取の多様性に影響することがわかっています．外出頻度の減少に伴い，DVS の得点が 4 点以上（比較的良好な食品摂取多様性）の割合は直線的に減少します【図 2】．また，独居であることは，外出頻度に影響するようにもなります．

図 1　**食品摂取の多様性**（文献 1 より）

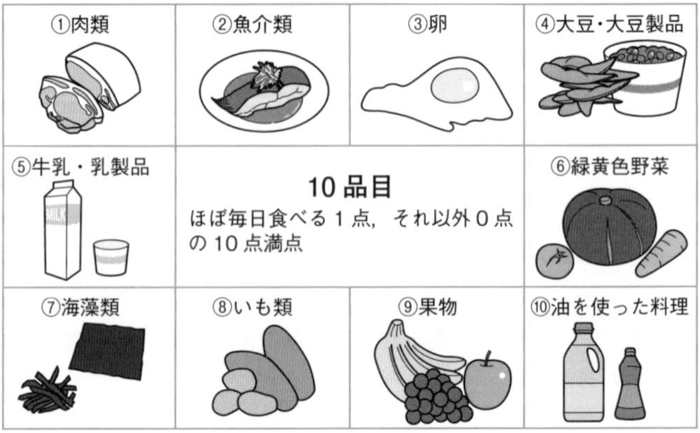

図2　食品摂取の多様性と社会的制約

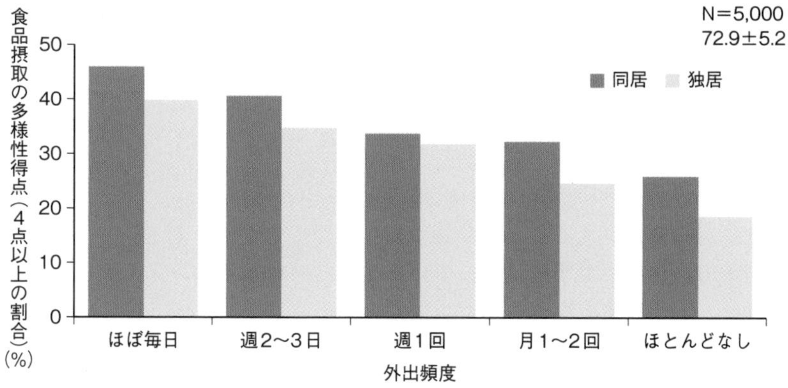

一言メモ　食品摂取の多様性とたんぱく質の摂取

DVSの得点が良好であるほど，骨格筋量や筋力が維持されやすく，サルコペニアになりにくいことが示されています．DVSを構成する10食品群のうち①〜⑤までの5品群はたんぱく質を豊富に含む食品であり，おそらくDVSの得点はたんぱく質の摂取習慣を強く反映するものと考えられます．ただし，1日の食品目数《➡ Q37》とも関連しますが，食品目数や多様性の増加によって，たんぱく質もしくは野菜の摂取量に偏って増加するということは少なく，おのずとバランスの良い食事摂取になる傾向があります．日々の献立を考慮すれば，あまり“たんぱく質”に固執するのではなく，食品目数や多様性を意識するほうが，食の楽しみにもつながりやすいと思います．

参考文献

1) 熊谷 修，渡辺 修一郎，他：地域在宅高齢者における食品摂取の多様性と高次生活機能低下の関連．日本公衆衛生誌，50（12）：1117-1124, 2003.

2) Yokoyama Y, Nishi M, et al：Association of Dietary Variety with Body Composition and Physical Function in Community-dwelling Elderly Japanese. J Nutr Health Aging, 20 (7)：691-696, 2016.

3) Yokoyama Y, Nishi M, et al：Dietary Variety and Decline in Lean Mass and Physical Performance in Community-Dwelling Older Japanese：A 4-year Follow-Up Study. J Nutr Health Aging, 21 (1)：11-16, 2017.

A

食品摂取の多様性は，骨格筋量や身体機能の維持につながり，サルコペニア予防・フレイル対策に有用であるといえます．また，この食品摂取の多様性には，社会的制約，地理的制約，身体機能の制約など，様々な要因が関係します．

Q39 社会参加を促進する方法はありますか？

社会参加を促進することは介護予防に重要ですが《➡ Q13》，その標準的な対策方法はいまだ明確になっていません．いわゆる**インフォーマル**な活動を含め，広く**交流**を保つことが重要だろうとされています．特に，このような社会参加を促すうえでは，嗜好や年齢，男女の特性などを考慮することが大切で，**画一的**な方法では参加を促すことは難しいと考えられます．そのため，支援者は，様々なカード（引き出し）を準備しておくことが大切で，「○○はどうですか」，だめなら「△△はどうですか」，さらにだめなら「□□はどうですか」と，二番手，三番手の参加先候補を準備しておく必要があります．

では，どのような社会参加の具体例があるでしょうか．たとえば，男性であれば**就労**，**シルバー人材センター**，**喫茶店**などがお勧めです【図 1, 2】．就労とシルバー人材センターは同じような側面がありますが，就労を通じて社会と関わっていくことが可能です．また，地域によっては喫茶店のモーニングの文化があり，決まった時刻にいわゆる顔馴染みの方が多く来店され，そこで生まれる交流も立派な社会参加になります．女性の場合には，**ボランティア**や**通いの場**，**カルチャー教室**や**町内会**などで社会参加をされている方が多くいます【図 1, 2】．必ずしも男女で区別する必要はありませんが，男

図 1　**社会参加の様々な入口**

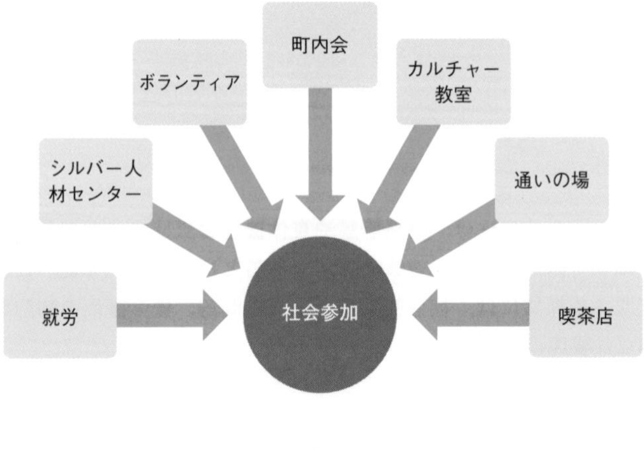

女それぞれで入りやすい入口があるようです．

なお，このような社会参加の入口に関する情報は，地域の様々なところから入手することができます．たとえば，**役所**や**社会福祉協議会**などではこのような情報を数多く揃えています．また，**図書館**や**公民館**，**体育館**や**福祉会館**などにもこのような活動が多く掲示されています．地域の**掲示板**や**広報誌**も見逃せません．主に，これらの情報は高齢者自身で収集することになりますが，支援者もこれらの情報を有し，ときには紹介し参加を促進していくことが求められます．

図2　社会参加のイメージ

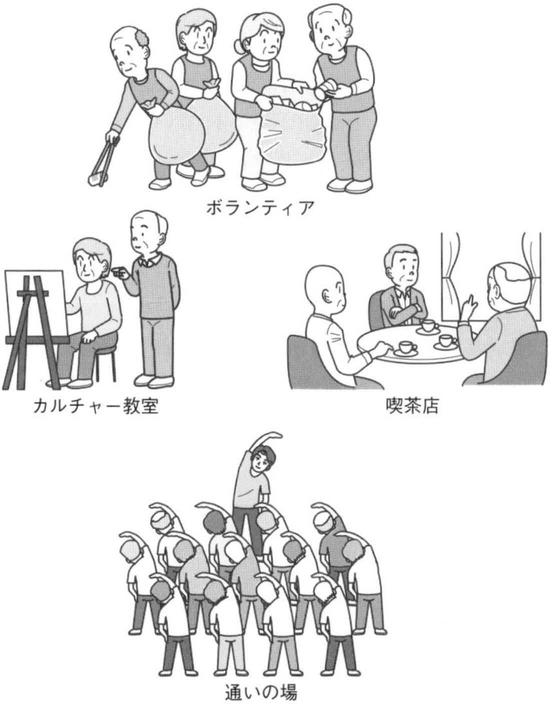

A

社会参加の促進に向けた標準的な介入方法は存在しませんが，支援者はその地域に存在する様々な資源（活動）を把握しておくことが大切です．画一的なアドバイスにならないよう，対象者の特性に応じて参加先の候補を準備しておく必要があります．

Q40

独居は要介護の要因になりますか？

健康関連のものがアウトカムとなる場合，独居はその要因としてしばしば取り上げられます《➡ Q13》．しかし，独居は完全な**不可変因子**ではないものの，収入や教育歴と並んで**対策を講じにくい**因子の一つに位置付けられています．また，独居を「一人でも生活できている」とポジティブに捉えれば，各リスクが低く抑えられているのではないか，という考えもあります．このように，特にフレイル・介護予防の領域においては，独居をどのように扱うのか，という点について課題が残されています．

実際，独居は**有害健康転帰**のリスク因子になるのでしょうか．単純に独居の方と同居人がいる方を比較すれば，独居がその後の要介護・死亡といった有害健康転帰の発生リスクを高めていることは明確です【図1】．しかし，独居の有無と**社会参加**の有無の組み合わせと有害健康転帰発生との関連をみると，独居であっても社会参加をしていれば発生割合を抑えられていることがわかります【図2】．また，独居の場合には食品摂取の多様性に制約が生じますが，**外出頻度**を高く維持することで多様性の維持につながっていることもわかります《➡ Q38》．つまり，独居という対策を講じにくい因子が

図1　独居と有害健康転帰の発生割合

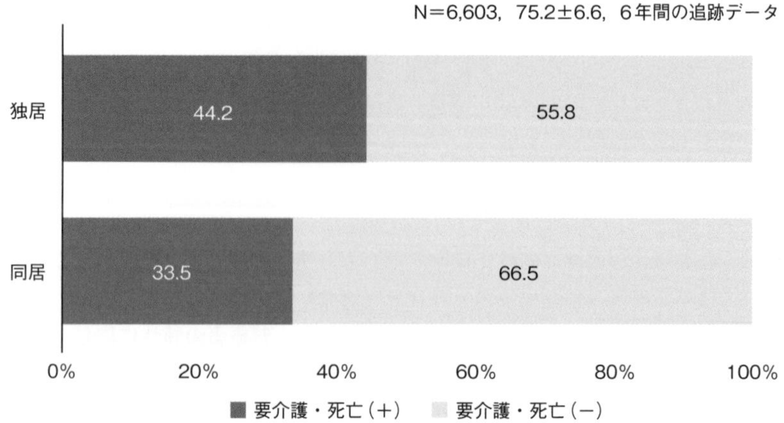

あった場合でも，社会参加や外出頻度という可変的要因を変化させることで，有害健康転帰の発生抑制につながる可能性があります．

図2　**独居と社会参加の組み合わせと有害健康転帰**

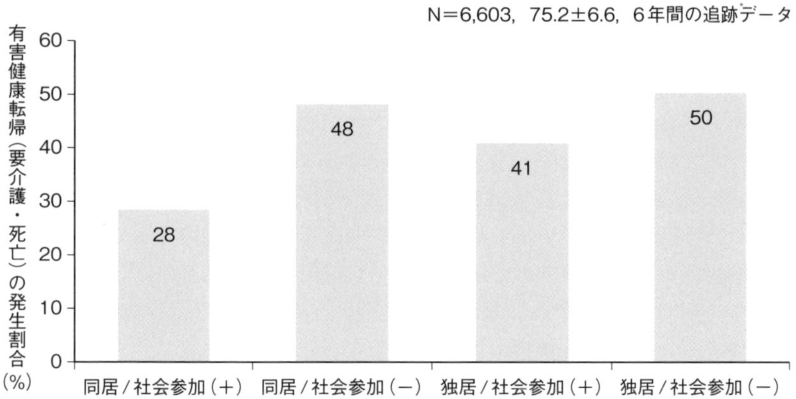

一言メモ

独居だから一層の介護予防を

「独居だから要介護リスクが高まってしまう」のではなく，「独居だから一層の介護予防が必要になる」と考えるべきです．核家族が一般的になっている現代において，独居から同居へとシフトすることは容易ではありません．しかし，ここで示したように，独居の場合でも，可変的要因について対策を講じれば，十分にリスクを抑えることが可能です．独居という准不可変要因をネガティブに捉えるのではなく，周囲の可変的要因をポジティブに捉えることでフレイル対策・介護予防につなげることができます．

A

独居は，要介護・死亡などの有害健康転帰の発生リスクを高める要因となります．しかし，独居であっても，社会参加や外出頻度という可変的要因を変化させることで，有害健康転帰の発生抑制につながる可能性があります．

Q41 二言目が出せる関係とは何でしょうか？

近所付き合いはフレイル対策・介護予防に重要な要素ですが《➡ Q13》，そもそもどのような交流をもてばよいのでしょうか．近所付き合いの程度と要介護・死亡といった有害健康転帰の発生割合の関係をみると，「お互いに訪問し合う関係の人がいる」場合と「立ち話をする関係の人がいる」場合はほぼ同程度の発生割合であるのに対して，「挨拶をする関係の人しかいない」場合や「付き合いがない」場合は発生割合が高まることがわかります【図1】．つまり，**立ち話**と**挨拶**の間には大きな隔たりがあります．

それでは，いったい「立ち話をする関係」と「挨拶程度の関係」は何が違うのでしょうか．ここでは**二言目**が出る関係かどうかが目安になります．たとえば，近隣の方という認識がある場合には，「おはようございます」という挨拶を行う間柄の方は多いと思います．しかし，「おはようございます．暑い日が続きますね」というような，挨拶に続く二言目が出せる間柄になると，極端にその人数が減ってしまうことがあります．同様に，「近所のおじいさん」という方なのか，**「近所の○○さん」**と名前が呼べる方なのかによってもその関係性の濃さが変わってきます．まずは二言目が出せる関係づ

図1　近所付き合いと有害健康転帰

N＝6,603，75.2±6.6，6年間の追跡データ

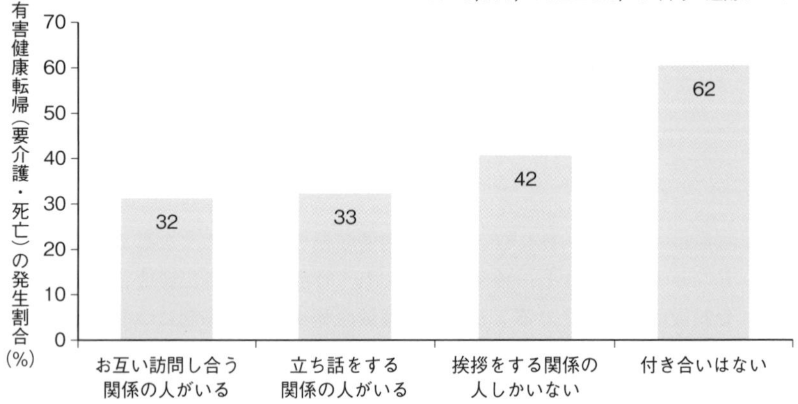

くり，そして「○○さん」と呼べる関係づくりが重要です．

では，どのようにすれば二言目が出せる関係になるのでしょうか．何かが**きっかけ**で一度でも二言目が出せれば，2回目以降はスムーズな会話に発展しやすくなります．たとえば，小さなお子さんが一緒のときや，ペットを連れているときなどは，話すきっかけにつながりやすいです．大人に話しかけるのではなく，子どもに「今から幼稚園行くの？」，ペットに「かわいいね」と声をかけることで，結果として大人が返答をしてくれます．このような形で一度でも話をしておくと，次に会った際，子どもやペットが一緒でなくても会話に発展しやすくなります．近隣の方々とこのような関係性を形成しておくことで，**様々な情報交換**や**些細な手助け**などが行える間柄となり，結果としてフレイル対策・介護予防へとつながります．

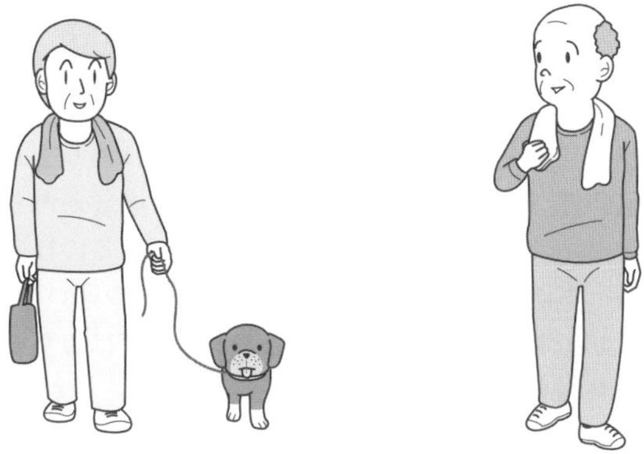

A

二言目が出せる関係とは，「挨拶程度の関係」ではなく「立ち話をする関係」のことを指します．「おはようございます」に続く二言目が出せる関係づくり，「近所の○○さん」と名前が呼べる関係づくりが，フレイル対策・介護予防につながります．

Q42

身体機能の向上の延長線上に介護予防がありますか？

介護予防を目指すうえでは，身体機能の向上よりも身体機能の低下予防を目標にするべきです．介護予防現場では，その効果判定指標として，歩行速度や5回立ち上がりテストなどの身体機能を用いる場合が多く《➡ Q16》，**介護予防**には身体機能向上が**不可欠**と思われがちです．そのため，運動介入を実施しても身体機能向上効果が得られないようなケースでは，適切な介護予防につながっていないと考えられることもあります．ここで重要になるのは，「本当に大切なこと（目標）は，介護予防であり身体機能向上ではない」ということです．確かに，身体機能**低下**は要介護の発生に直結する重要なリスク要因ですが，身体機能**向上**と**低下予防**は同じではありません．

介護予防は**長い目（数年単位）**で効果判定を行う必要があり，**一定期間**の介入前後の身体機能の変化だけで，その効果を検証するのは適切ではありません．介護予防・生活支援サービス事業《➡ Q43》や通いの場《➡ Q44》への参加によって必ずしも身体機能が向上するわけではありませんし，継続参加によって身体機能が向上し続けることも難しいとされています《➡ Q27》．つまり，運動介入による身体機能向上の延長線上に介護予防があると考えるのは適切ではなく，より長い目でその効果を捉えていくことが必要になります【図1】．

では，介護予防をどのように捉えることが適切なのでしょうか．何らかの対策により，身体機能の**低下速度を遅延**させ（低下の傾斜を緩やかにする），その結果，介護が必要となる時期を**先送り**（数年先）にするという考えが必要です【図2】．このように考えれば，必ずしも運動介入のみが有効となるのではなく，趣味活動や食事，社会参加など，**様々な対策方法**が介護予防の候補になります．「長生きすればどのような方でも身体機能は低下し，介護が必要な状態になる」ということを前提に，「少しでも介護が必要になる時期を先送りにしていく」という過程が介護予防ということになります．

図1　身体機能の介護予防の誤ったイメージ

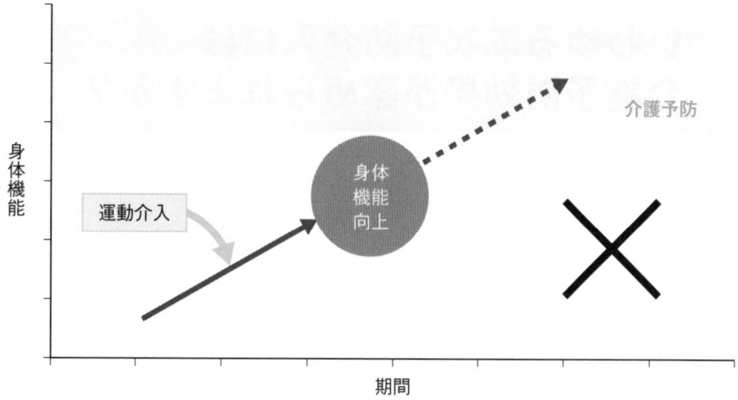

図2　身体機能と介護予防の正しいイメージ

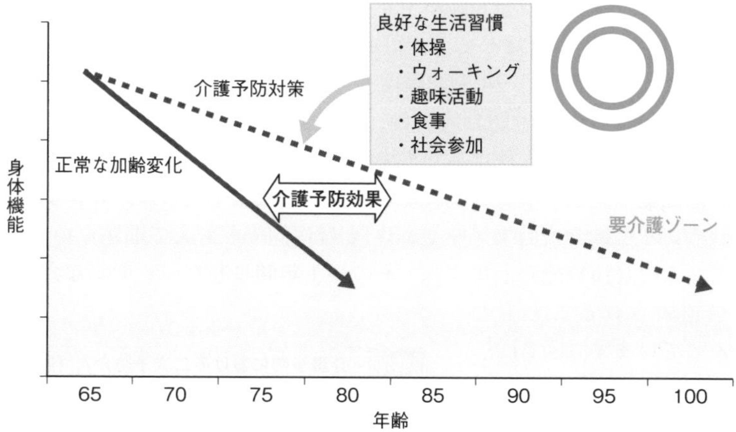

A

身体機能向上の延長線上に介護予防があると考えるのではなく，身体機能の低下速度を遅延させ介護が必要となる時期を先送りにするという考えが必要です．この身体機能の低下速度を遅延させる方法として，運動介入だけでなく趣味活動や食事，社会参加など様々な対策があげられます．

Q43

いわゆる二次予防介入には介護予防効果が認められますか？

介護予防における二次予防介入とは**ハイリスク介入**を指し《➡ Q6》，現在の政策的には**介護予防・生活支援サービス事業**《➡ Q5》が該当します．そして，この介護予防・生活支援サービス事業のなかで，以前より一貫して実施されているのが**短期集中的**な**教室型運動介入**です．現在の政策的には，**通所型サービスC**と呼ばれるものがこの短期集中的な運動介入に相当し，ここでは運動指導の専門家（健康運動指導士，理学療法士，作業療法士など）が運動指導を，看護師がリスク管理を，そして保健師が全体的な管理を行うなど，**専門職**による適切な介護予防が実施されます【図 1】．このような指導は，複数名の要介護ハイリスク者（現在はサービス事業対象者と呼ばれる）《➡ Q4》に対して，1 回あたり 60〜90 分間程度の指導を，週に 1 回程度，これを 12〜24 週間程度実施するのが一般的となっています．

このような二次予防介入には，どのような効果が認められるのでしょうか．もちろん，個人差はありますが，概ね短期集中的な運動介入によって各**身体機能**は向上することがわかっています（基本的には，これまでに報告されている運動介入効果《➡ Q23》とほぼ同等と考えて問題ないです）．そして，この身体機能向上により，その後**1 年間**にわたって明確な**介護予防効果**が認められることもわかっています【図 2】[1]．しかし，この介護予防効果は**時間経過に伴い減弱**し，長期的にみると効果があるとは言い難い経過を辿ることがわかりました【図 2】[2]．

図 1　介護予防における二次予防介入（通所型サービスC）のイメージ

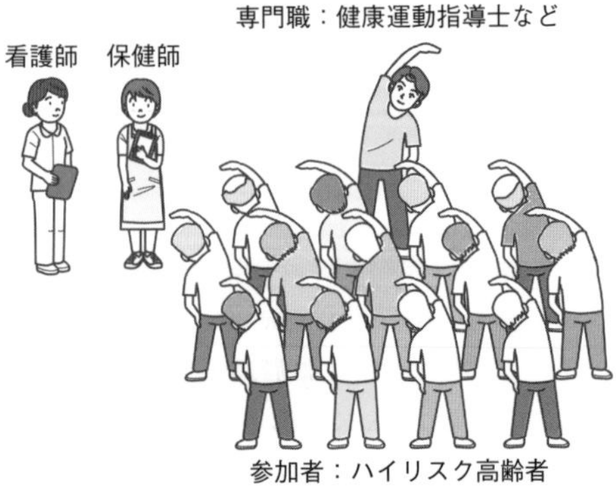

短期集中的な運動介入は有効な介護予防の一つですが，その運用には**課題**が残されています．このような介入により，身

図2　**介護予防における二次予防介入の効果**（文献2より）

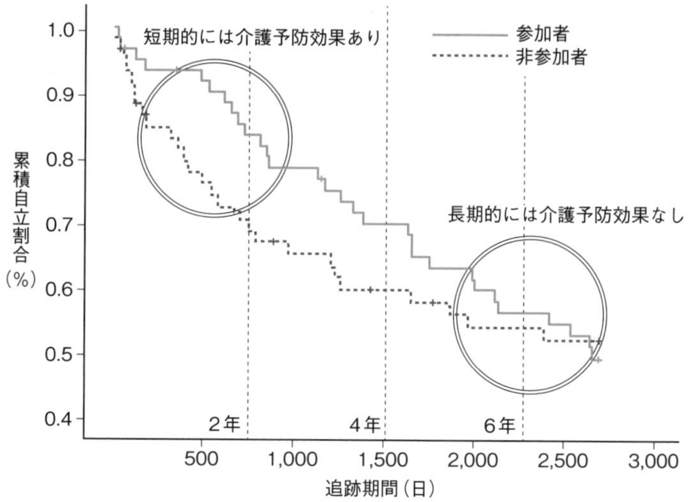

体機能向上および短期的介護予防効果が認められていることから，介入プログラム内容は**適切**であったといえます．しかし，この効果を持続できなかったことが課題であり，今後はこの課題解決に向け，通いの場《➡ Q44》や民間サービスなどと併用しながら，運動の継続的な実施および効果の持続を追究することが必要になります．

参考文献

1) Yamada M, Arai H, Sonoda T, Aoyama T：Community-based exercise program is cost-effective by preventing care and disability in Japanese frail older adults. J Am Med Dir Assoc, 13 (6)：507-511, 2012.

2) 荒井秀典，山田実：厚生労働省老健局　第3回一般介護予防事業の推進方策に関する検討会（令和元年7月19日）提出資料（資料1-2），通いの場に関するエビデンス．https:// www.mhlw.go.jp/ content/ 12601000/ 000529366.pdf

A

介護予防における二次予防介入には，身体機能向上効果および短期的な介護予防効果が認められます．しかし，このような効果は時間経過に伴い減弱することから，運動の継続的な実施につながるような対策と併用していくことが重要です．

Q44 いわゆる一次予防介入には介護予防効果が認められますか？

介護予防における一次予防介入とはポピュレーション介入を指し《➡ Q6》，現在の政策的には**一般介護予防事業**《➡ Q5》が該当します．この事業のなかで中心的に取り組まれているのが，**通いの場**＊の推進です．この通いの場の特徴を介護予防・生活支援サービス事業の通所型サービスC《➡ Q43》と比較して示すと，①行政側の管理が必ずしもないこと，②専門家の派遣は必ずしも行われていないこと，③期間が限定的でないこと，④対象者が限定的でないこと，などがあげられます【表1】．

このような通いの場への参加によって，**身体機能**は向上するのでしょうか．短期集中型の教室型運動介入《➡ Q23》と同様に，通いの場へ参加することで，筋力や歩行速度などの身体機能は向上します．しかし，身体機能が向上するのは参加開始後1〜2年程度までであり，それ以降は頭打ちもしくは緩やかに減弱することになります《➡ Q27》．通常（正常加齢）であれば，身体機能は大きな傾きを有しながら低下していくため《➡ Q42》，このように身体機能を維持，もしくは緩やかな低下に変換できるだけでも十分に効果があるといえます．

では，通いの場の参加によって，**介護予防**効果は得られるのでしょうか．短期集中型の教室型運動介入《➡ Q43》の場合には，1〜2年間の短期的な介護予防効果は認められたものの，その後，効果は減弱していました．一方，通いの場の場合には，参加して1〜2年間はむしろ効果が認められにく

表1　**通いの場と通所型サービスCの比較**

	通いの場	通所型サービスC
行政側の管理	必ずしもなし （基本的には住民主体）	あり
専門家の派遣	必ずしもなし	あり
期間	限定的でない	限定的（3〜6カ月程度）
対象者	限定しない	ハイリスク者 （サービス事業対象者）
介護予防効果	長期的に認められる	短中期的に認められる

図1　介護予防における一次予防介入の効果（文献1より）

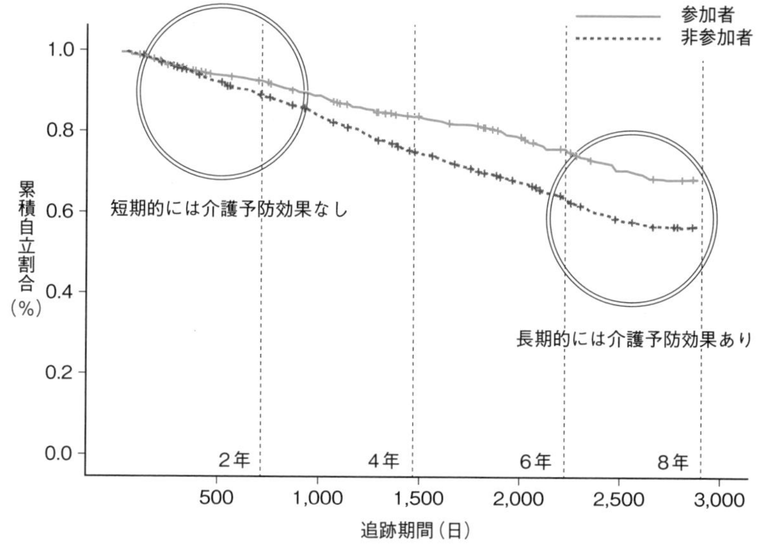

く（非参加者と差がない），その後，**徐々に**効果が拡大していきます【図1】[1)]．しかも，このような効果は**フレイル**高齢者でも認められやすいこともわかっています[2)]．特に，必ずしも専門家による指導が得られていないなかでも，このような介護予防効果が認められている点が貴重であり，引き続き推進すべき重要な取り組みであるといえます．

参考文献

1) 厚生労働省老健局　第3回一般介護予防事業の推進方策に関する検討会（令和元年7月19日）提出資料（資料1-2）荒井秀典，山田実．通いの場に関するエビデンス
2) Yamada M, Arai H：Self-Management Group Exercise Extends Healthy Life Expectancy in Frail Community-Dwelling Older Adults. Int J Environ Res Public Health, 14 (5)：531, 2017.

*通いの場の形態には様々なものがありますが《➡ Q45》，ここでは運動（体操）を主に実施している通いの場を想定して記載しています．

A

介護予防における一次予防介入には，介護予防効果があるといえます．しかし，参加して1〜2年間は目立った効果がなく，その後，徐々に効果が出現することになります．そのため，通いの場などへは継続して参加することが重要となります．

Q45 通いの場の状況はどうなっているのでしょうか？

通いの場は，住民が主体的に取り組む介護予防に資する活動を指し，現在では**全国**の自治体に広く普及するようになりました．2019 年時点で，全国の通いの場の総数は 128, 768 となり，高齢者の 6. 7%が参加しているとされています【図 1】[1)]．2013 年度の調査では，総数が 43, 147，参加率は 2. 7%あったことから，この数年間で**急速**に通いの場が広まったことが理解できます．また，このような住民主体の活動を促進し始めた当時は，通いの場へ参加することが「介護予防に何らかの影響があるかもしれない」というレベルであったのに対し，近年では「介護予防に効果があるかもしれない」，さらには「介護予防に効果がありそうだ」と少しずつエビデンスも集積されるようになってきました《➡ Q 27》．

通いの場の総数という **“量”** の指標は経年的に増加していますが，そのプログラム内容や開催頻度という **“質”** はどう変化しているのでしょうか．一般的に，運動（体操）を実施している通いの場や週に 1 回以上開催している通いの場が「より介護予防に効果がありそう」と考えられており，それぞれに該当する通いの場も経年的に増加しています【図 2, 3】．ただし，これらに該当する通いの場の割合は大きく変化しておらず，茶話会や趣味活動を行っている通いの場や月に 1 回程度の開催の通いの場も同じように増加しています．

図 1　**通いの場の箇所数と参加率の推移**（文献 1 より）

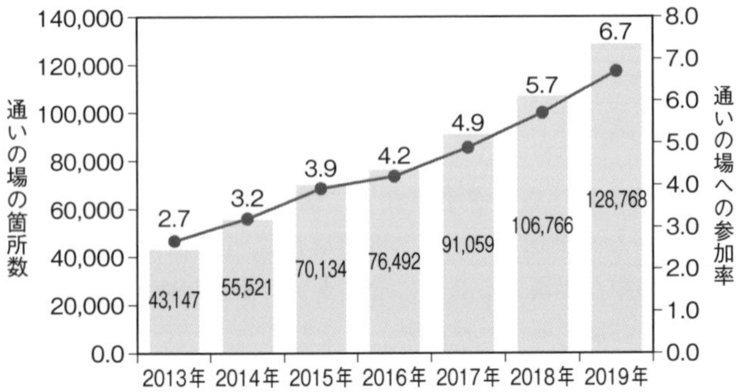

図2　**通いの場の内容の推移**（文献1より）

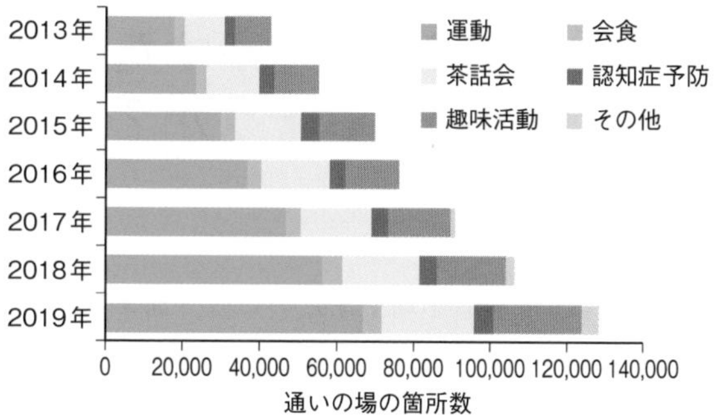

図3　**通いの場の開催頻度の推移**（文献1より）

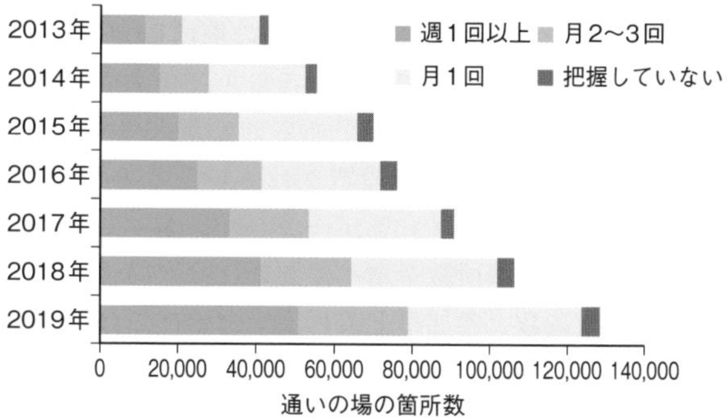

参考文献

1) 厚生労働省：介護予防事業の実施状況について．https://www.mhlw.go.jp/stf/seisakunitsuite/bunya/hukushi_kaigo/kaigo_koureisha/yobou/index.html

A

通いの場の数は年々増加の一途を辿っており，参加者数も伸び続けています．現時点では，通いの場で実施するプログラム内容や開催頻度について確固たるエビデンスがなく，まずは各々の通いの場の参加者が好む内容，集まりやすい/管理しやすい頻度で開催することが大切です．

Q46 通いの場の参加者を増やすためにはどうすればよいでしょうか？

通いの場へ参加する高齢者を増やすためには，何より通いの場の**箇所数**を増やすことが重要になります．特に意識すべきは，「一つの**小学校区内**にいくつ通いの場があるか」という指標です．この指標と通いの場の参加率は強い相関関係にあり，小学校区内の通いの場の箇所数が多ければ参加率も高まるという結果になっています【図 1】．興味深いことに，この両者は**1：1**の関係を有しており，小学校区内の通いの場の箇所数が 1 つであれば参加率は 1%，箇所数が 5 つであれば参加率は 5%となります．現在，全国的にみれば，通いの場への参加率は 6.7%であることから《➡ Q45》，概ね小学校区に 6～7 カ所程度の通いの場が設置されていることになります．まずは，小学校区あたり **10 カ所**，参加率 **10%**が一つの目安になると考えています．

では，この通いの場の箇所数を増やすためにはどのような工夫が必要になるのでしょうか．設置数・参加率ともに高い自治体では，①通いの場の支援に際して様々な機関へ相談している，②通いの場に対して様々な形で支援を行っている，③通いの場へ様々な専門職を派遣している，④通いの場の広報を様々な形で実施している，という共通した特徴を有していました【図 2】．いずれも「様々な」という点と「継続している」という点が重要で，設置

図 1　通いの場の箇所数と参加率の推移

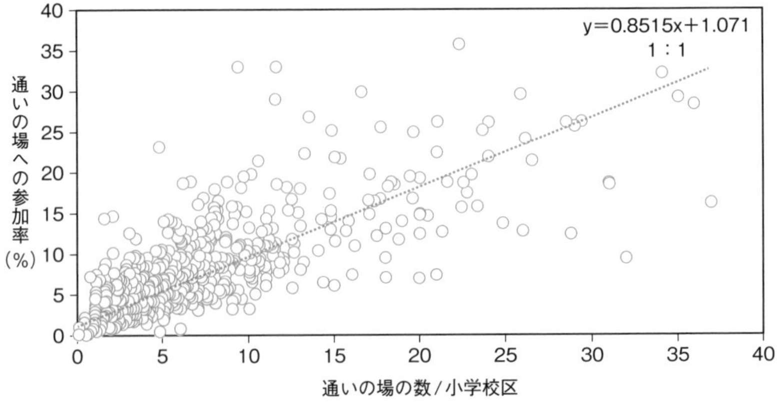

図2　通いの場を増やすための工夫

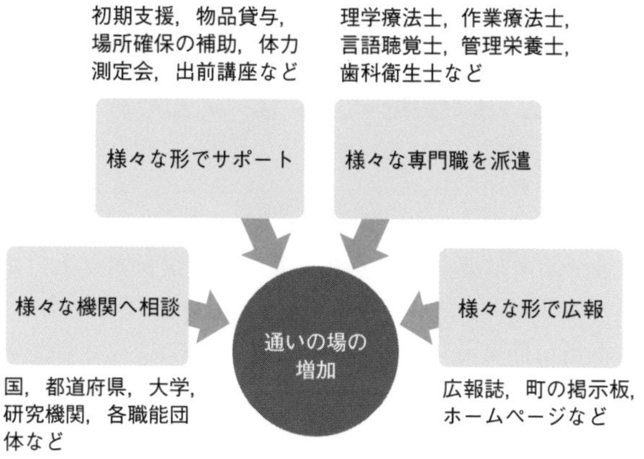

数・参加率ともに高い自治体では単一の支援ではなく複数の側面から支援を準備するとともに，それらを継続して実施しているという特徴がありました．このような**幅広く・末永い支援**により，住民へ通いの場の**存在・意義**が広まり，新規通いの場の立ち上げ，参加率の向上につながるものと思われます．

一言メモ

通いの場の状況

どのような活動内容が推奨されるのか，どのような開催頻度が妥当なのか，という点については明確になっていません．たとえば，運動（体操）の通いの場のみが介護予防効果が得られているわけではなく，趣味活動などでも同様に介護予防効果が確認されています．また，現時点では，開催頻度別の効果も明らかになっていません．そのため，それぞれの通いの場の参加者が好む内容，集まりやすい/管理しやすい頻度で実施することが大切です．

A

通いの場へ参加する高齢者を増やすためには，通いの場の箇所数を増やすことが重要になります．また，通いの場の箇所数を増やすためには，①様々な機関へ相談する，②様々な形で支援を行う，③様々な専門職を派遣する，④様々な形で広報を実施する，ということが重要になります．

Q47

インターネットを用いて介護予防を行うことは可能でしょうか？

今後，介護予防を推進していくうえで，**インターネット**の活用は重要になると思います．しかし，インターネットを用いた介入に際しては，「対象が高齢者でも本当に使えるの？」「使える方だけになってしまい不公正だ」といった声をよく聞きます．確かに，若年者と同じように使用できているわけではありませんが，2020 年に地域在住高齢者に対して実施した郵送悉皆調査（平均年齢 74. 9±7. 0 歳）では，**携帯電話**を利用している方の割合は 86. 9%，**メールの送受信**が可能な方の割合も 61. 2% と高く，75 歳以上の後期高齢者に限っても前者で 77. 6%，後者で 40. 2% となっていました【図 1】．現在，通いの場への参加が促されるなかで，通いの場への参加率・参加希望率がまだそれほど高くない《➡ Q49》ことを考慮すれば，十分に活用すべきツールといえます．

では，具体的にどのような活用方法があるのでしょうか．ここでは，著者が実際に管理・運営を行っている「**web 版集いのひろば***」について紹介します．これは，登録された高齢者に対して**週に 1 回**の頻度でメールマガジンを配信するというものです．メールマガジンに含める内容としては，①簡単な挨拶文，②**インターネット動画**のリンク，③アンケートフォームのリンク，④前回の動画内容の質問への回答，⑤近況報告のレポートとなっています【図 2】．参加者は，メールを受信すると，②のフレイル対策・介護予防に関連する 5～10 分程度のインターネット動画を視聴し，その後，③のアンケートへの記入を行います．アンケートフォームには，毎回の動画に対する質問および日々の近況・活動報告を入力できるようになっており，そこから抜粋したものを次回のメール配信時に紹介する（④，⑤）という流れになっています．

この「web 版集いのひろば」で重要なのは，情報を**定期的**に送付し続ける点，質問・回答を**共有**する点，それに個々の活動を**紹介**する点があげられます．現在，厚生労働省や各自治体のホームページなどには，フレイル対策・介護予防関連の良質な資材が多く準備されています．しかし，**情報リテラシー**が高くない場合にはその情報に辿り着くことができない場合がありま す．その点，メールマガジンにて定期的に限定した情報を送り届けることで，その情報へとアクセスしやすくなります．また，質問への回答や活動を紹介することで，同じ疑問をもっている方や同じ境遇の方の存在を知り，仲間意識が芽生えることで**社会的促進**につながります．そして，このような取り組みに参加することで，運動，食事，社会参加の面で良好な習慣を獲得でき，介護予防につながることがわかっています．

図 1　年齢階級別の携帯電話の使用者とメール送受信可能者の割合

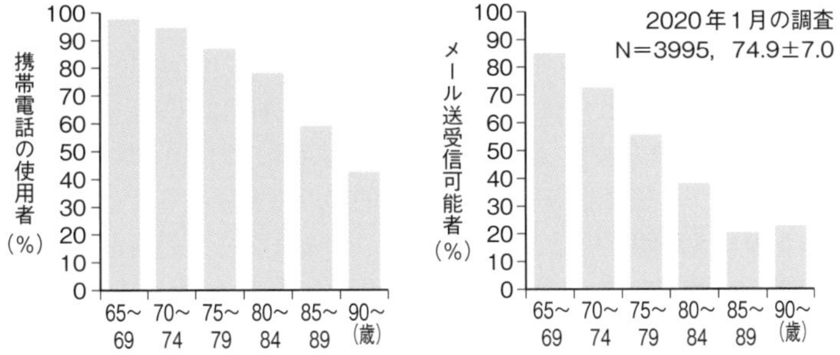

図 2　web版集いのひろば

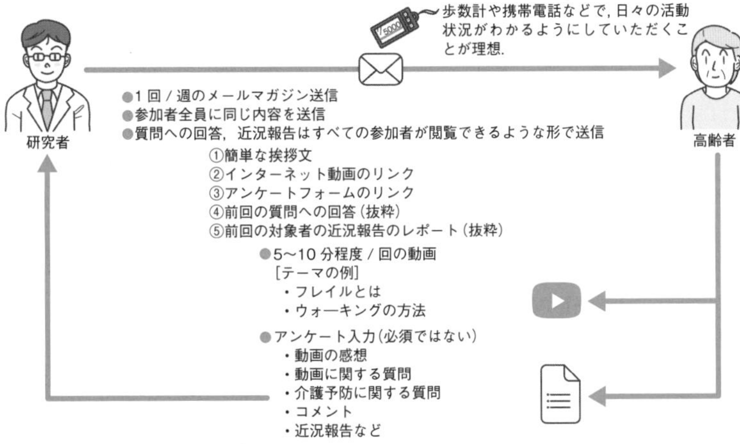

＊著者の研究室のホームページ（https://www.yamada-lab.tokyo/）より登録ができます．登録すると，翌週よりメールマガジンが配信されます．

A

今後，介護予防を推進していくうえで，インターネットの活用は重要になると思います．メールマガジンを活用し，フレイル対策・介護予防関連情報を定期的に配信することで，運動，食事，社会参加などの生活習慣の改善につながります．

Q48

電話を用いて介護予防を行うことは可能でしょうか？

電話を用いて定期的に連絡を行うことは，介護予防につながると思います．特に，近隣の方との**交流**が乏しい，**社会参加**が乏しい，**独居**など社会的に制約がある《➡ Q40》高齢者に対しては有用な手段となります．なお，一度だけという単発な連絡ではなく**定期的**に連絡を続けることが重要で，毎週**決まった曜日・時間**に電話をかけるようにすることで，規則正しい生活・生活習慣の是正《➡ Q20》につながりやすくなります．いわゆる要介護ハイリスク者に対する訪問指導などを実施する場合があると思いますが，このような**訪問指導**と組み合わせることで，より充実した介入につながります．

では，この電話で具体的にどのような話をすればよいのでしょうか．ここでは，少なくとも12週間程度は継続して電話介入を行うという想定で，著者が実際に実施した内容について紹介します．週に1回の頻度で電話連絡を行い，1週間の**運動**，**食事**，**社会参加**《➡ Q20》の状況について話をうかがいます【図1】．このとき，支援者は決められた質問のみ行い，後は**聞き役**に徹するようにします．また，活動状況の聴取を行うなかで，少しでも**良い点**を探し，なるべくその点について称賛することが大切です．たとえば，高齢者が「昨日は3,000歩，2日前は6,000歩，3日前は2,500歩，歩きました」と話された場合，少ない日を追及するのではなく，「6,000歩も歩かれたのはすごいですね．どこかお出かけされたのですか？」とむしろ多かった日を取り上げ，その理由について話をうかがうようにします．これらの質問以外は，高齢者が話したい内容についてうかがい，全体で5〜10分程度に留めます．

この電話介入で重要なのは，毎週決まった曜日・時間に**連絡をする**点，指導を**行わない**点，毎週同じ質問を**繰り返す**点にあります．連絡は，必ず支援者側からかけることが大切です．特に，交流機会が少ない高齢者の場合には，日常的に電話がかかってくるということが少なく，「定期的に電話が鳴る」ということに嬉しさを感じる方もおられます．また，基本的な生活習慣について毎週同じ質問を繰り返すため，あえて「○○するようにしてください」，「○○は避けてください」という指導をせずとも，高齢者自らが自然と良好な習慣に**気付ける**ようになります．実際，週（電話回数）を重ねるたびに，外出頻度や食品摂取の多様性得点《➡ Q38》などが徐々に改善することがわかっています【図 2】.

図 1　電話を用いた介護予防

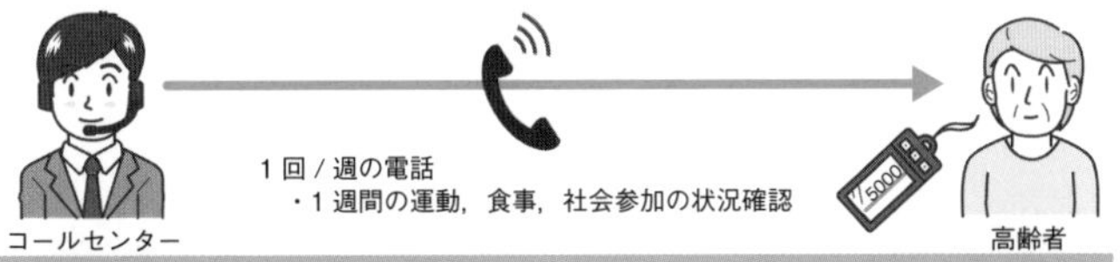

質問

①
・1 週間の活動状況についてうかがいます.
・どのくらいの頻度で外出されましたか？

②
・活動量計の数値についてうかがいます.
・1 日前は何歩ですか？　2 日前は何歩ですか？・・・・7 日前は何歩ですか？
・意識的にウォーキングなどの運動をされましたか？

③
・昨日の食事の状況についてうかがいます.
・今から 10 食品についてうかがいますが，3 食のどこかで，1 日のどこかで摂取できているかどうかを教えてください.
・肉類は食べましたか？
・同様に，魚介類，卵，大豆・大豆製品，牛乳・乳製品，緑黄色野菜，海藻類，いも類，果物，油を使った料理.

④
・1 週間の交流についておうかがいします.
・直接，会って，お話しをされた方は何名いますか？
・それはどのような方ですか？　家族？　友人？　仕事関係？

⑤
・電話やインターネット通話などでお話された方は何名いますか？　家族？　友人？　仕事関係？
・メールなどで文書による交流をとった方は何名いますか？　家族？　友人？　仕事関係？

⑥
・何か質問や聞きたいことはありますか？

図 2　電話を用いた介護予防の効果の現れ方

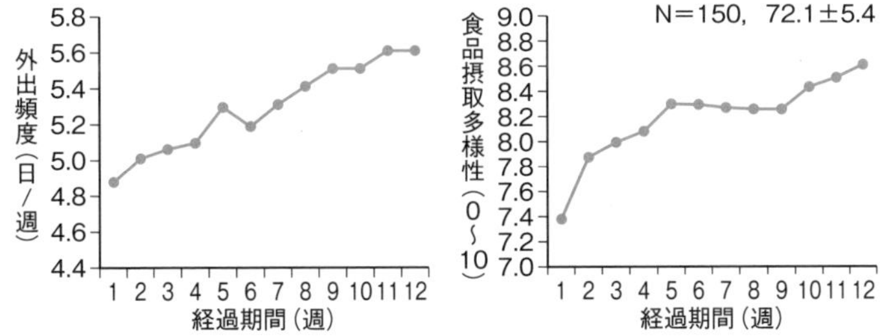

A

電話を用いて定期的に連絡を行うことは，介護予防につながると思います．特に，社会的な交流が少ない方に対しては有用な手段といえます．毎週決まった曜日・時間に電話をかけるようにすることで，規則正しい生活・生活習慣の是正につながりやすくなります．

Q49 介護予防の理想的なストラテジーとはどのようなものでしょうか？

介護予防・生活支援サービス事業で実施するハイリスク介入（通所型サービスC）《➡Q43》と，一般介護予防事業のポピュレーション介入（通いの場）《➡Q45》にはそれぞれ**利点**と**欠点**があり，両者をうまく組み合わせながら介護予防を推進していくことが求められます【図1】．通所型サービスCのような短期集中型運動介入の課題は，一定期間の教室が終了した後に運動を継続できないという点があげられます《➡Q44》．そのため，短期集中型の運動教室を実施する際には，その後の**受け皿**となる通いの場などを事前に準備しておくことが重要です．一方，通いの場に参加していても，経年的に身体機能が低下される方《➡Q27》，各疾患の影響により適切な運動が実施できない方が散見されます．そのため，保健師や理学療法士，作業療法士などが通いの場を**巡回**する際には，そのような方を**発掘**し，専門家による短期集中型の教室へとつなげることが求められます．もちろん，一定期間の教室終了後は，再び通いの場へと戻していきます．互いの欠点を**補完**し合いながら，**切れ目のない**介護予防を実施していくことが重要です．

図1　介護予防の理想的なストラテジー

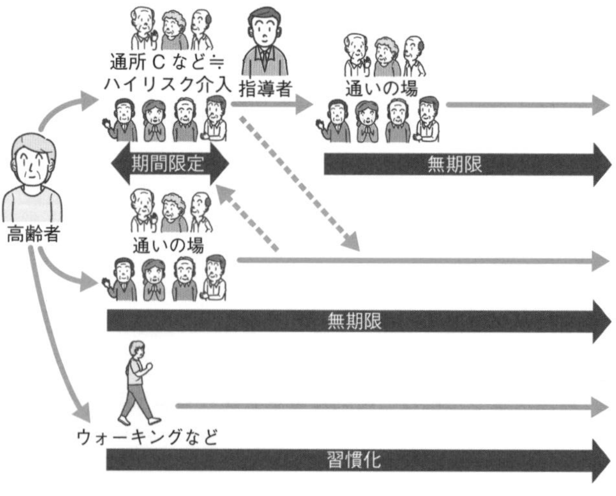

図2　年齢階級別の通いの場への参加状況・参加意向

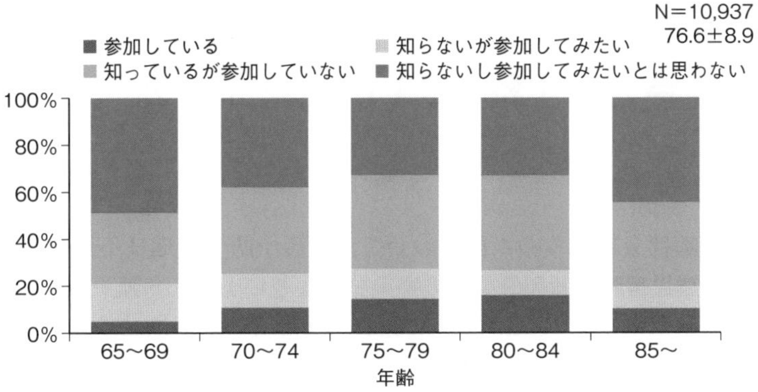

このように，通いの場を**軸**とした介護予防の展開が期待されていますが，すべての高齢者が通いの場への参加を希望しているわけではありません．通いの場は介護予防を進めるうえで極めて貴重な**資源**ですが，全国的な参加率は 6.7％《➡ Q45》と**一部の高齢者**の参加に留まっています．また，通いの場の参加状況・参加意向を調査したところ，既に参加している方の割合は 11.3％，通いの場の存在を知らなかったが参加してみたいと回答した方の割合は 12.9％となり，残りの 75.8％の方は参加していない/参加しないと回答しています【図2】．この調査地域では，全国平均を大きく上回る参加率となっていますが，それでも高齢者人口の **3/4** に対しては，通いの場へ参加することを期待するのは難しいといえます．

通いの場への参加を拒む方（興味を示さない方）に対しては，一人でも実施できるような対策を周知することが大切です．たとえば，**広報誌**や**ケーブルテレビ**などを用いてウォーキングや体操を呼びかける《➡ Q26》，インターネット《➡ Q47》や電話《➡ Q48》を用いて介入への参加を促す，場合によっては**民間サービス**を紹介するなど，**自助的**に取り組める介護予防情報を発信し続けることが求められます．

A

ハイリスク介入（通所型サービスC）とポピュレーション介入（通いの場）を組み合わせ，互いの欠点を補完し合いながら，切れ目のない介護予防を展開することが求められます．また，このような場へ参加しない方に対しては，自助的に取り組める情報を提供し続けることも必要です．

Q50 介護予防が実施できない状況になった場合どうすればよいでしょうか？

超高齢社会であるわが国において，介護予防の推進は不可欠な要素ですが，**自然災害時**や**新興感染症**の感染拡大などによって介護予防の実施が拒まれることがあります．2011 年の**東日本大震災**の被災地域では，その後に要介護認定者割合の増加が確認され，これには身体的および社会的な要因が考えられています[1]．また，2019 年に最初の感染者が確認され，その後に世界的大流行となった**新型コロナウイルス感染症（COVID-19）**の感染拡大（感染対策）により，高齢者の**身体活動**は著しく制限され，**フレイル**の発生割合を高めました【図 1】[2,3]．特に，このような影響を強く受けたのが，独居で近隣の方々との交流が乏しい方であり《➡ Q40》【図 2】[4]，難局を乗り越えるためには社会的な**強健性**が必要な要素であることが示されています．

では，このように介護予防を実施することが難しい状況下では，どのようなことに取り組むべきでしょうか．COVID-19 の感染拡大時には，高齢者が**一堂に会して**介護予防に取り組むということが阻害され，各自が自助的に運動を実施することが求められました．テレビやインターネット，広報誌の情報などを参考に体操やウォーキングに取り組む方もいましたが，このように情報を自ら収集でき，実践できる方は高齢者の半数程度でした．それ以外の方に対しては，何らかの**支援**が必要になり，たとえば，インターネット《➡ Q47》や電話《➡ Q48》を用いた支援もその一つになります．家族，

図 1　**COVID-19 感染拡大期間におけるフレイルの発生割合**（文献 3 より）

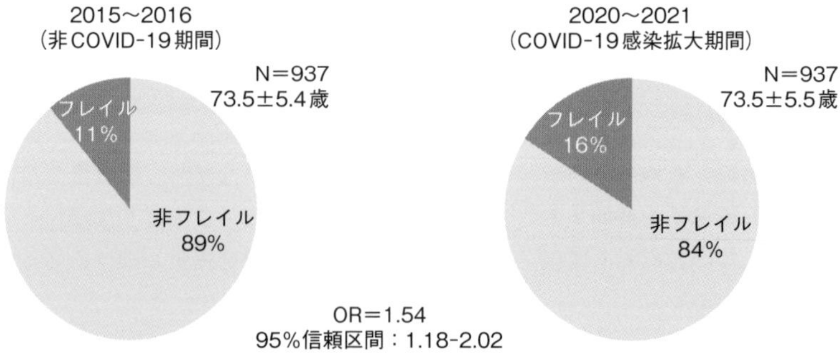

図2　COVID-19 感染拡大期間のフレイル発生に社会的脆弱性が及ぼした影響
（文献4より）

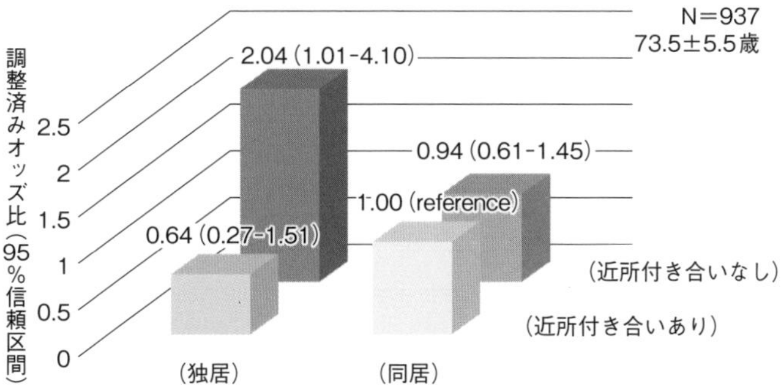

友人，知人が互いに**連絡**をとりあうことも大切です．

ただし，**難局**を迎えてから準備するのには限界があります．東日本大震災をはじめとする多くの自然災害やCOVID-19の大流行により，数多くのものを失うことになりましたが，そこで得た**教訓**も多くありました．平時でも重要視される**社会的脆弱性**ですが，このような難局を迎えた際により強く有害健康転帰の発生に影響してしまうことがわかりました．このような対策は難局を迎えてから実施することが難しいため，**日頃**から，二言目が出る関係づくり《➡ Q41》を心がけ，近隣住民との交流，社会参加《➡ Q39》を促していくことが大切です．

参考文献

1) Tomata Y, Suzuki Y, et al：Long-term impact of the 2011 Great East Japan Earthquake and tsunami on functional disability among older people：A 3-year longitudinal comparison of disability prevalence among Japanese municipalities. Soc Sci Med, 147：296-299, 2015.
2) Yamada M, Kimura Y, et al：Effect of the COVID-19 Epidemic on Physical Activity in Community-Dwelling Older Adults in Japan：A Cross-Sectional Online Survey. J Nutr Health Aging, 24 (9)：948-950, 2020.
3) Yamada M, Arai H：Does the COVID-19 pandemic robustly influence the incidence of frailty? Geriatr Gerontol Int, 21 (8)：754-755, 2021.
4) Yamada M, Kimura Y, et al：The Influence of the COVID-19 Pandemic on Physical Activity and New Incidence of Frailty among Initially Non-Frail Older Adults in Japan：A Follow-Up Online Survey. J Nutr Health Aging, 25 (6)：751-756, 2021.

A

自然災害時や新興感染症の感染拡大などによって，介護予防の実施が拒まれることがあります．このような難局でも，一人で介護予防を推進できる方もいますが，そうでない方に対してはインターネットや電話を用いた支援，家族や友人と連絡をとりあうことなどが重要になります．

索引

和 文

欧　文

【著者紹介】

山田《やまだ》　実《みのる》

筑波大学人間系教授

2008 年京都大学大学院医学研究科助手，2010 年同大学院助教，2014 年筑波大学人間系准教授，2019 年より同大学教授（現職）．
日本老年医学会代議員，日本体力医学会評議員，日本転倒予防学会理事，日本予防理学療法学会運営幹事など．専門は老年学．特にサルコペニア，フレイル，介護予防の研究に従事．
本書の姉妹書『イチからわかる！サルコペニア Q&A』（医歯薬出版）を 2019 年に執筆．

イチからわかる！
フレイル・介護予防 Q&A　　ISBN978-4-263-26650-2

2021 年 11 月 10 日　第 1 版第 1 刷発行

著　者　山　田　　実
発行者　白　石　泰　夫
発行所　**医歯薬出版株式会社**

〒113-8612　東京都文京区本駒込 1-7-10
TEL.（03）5395-7628（編集）・7616（販売）
FAX.（03）5395-7609（編集）・8563（販売）
https://www.ishiyaku.co.jp/
郵便振替番号 00190-5-13816

乱丁，落丁の際はお取り替えいたします．　　印刷・真興社／製本・皆川製本所